谨将此书献给那些激励我的孩子们，

同时也将此书献给医生、护士，还有帮助孩子痊愈的父母们。

# 疗愈儿童
# Healing Children

原著者　（美）柯尔特·纽曼　（Kurt Newman）
主　译　舒　强
副主译　傅君芬

## A Surgeon's Stories from
## the Frontiers of Pediatric Medicine

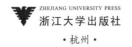
ZHEJIANG UNIVERSITY PRESS
浙江大学出版社
·杭州·

VIKING

**图书在版编目(CIP)数据**

疗愈儿童 /（美）柯尔特·纽曼（Kurt Newman）著；舒强主译. —杭州：浙江大学出版社，2023.9
书名原文：Healing Children
ISBN 978-7-308-23868-7

Ⅰ. ①疗… Ⅱ. ①柯… ②舒… Ⅲ. ①小儿疾病－治疗－概况－美国－文集 Ⅳ. ①R720.5－53

中国国家版本馆 CIP 数据核字（2023）第 099392 号

浙江省版权局著作权合同登记图字：11－2023－157 号
This edition published by arrangement with Viking，an imprint of Penguin Publishing Group，a division of Penguin Random House LLC.

**疗愈儿童**
Healing Children

| | |
|---|---|
| 原著者 | （美）柯尔特·纽曼（Kurt Newman） |
| 主译者 | 舒　强　副主译　傅君芬 |

| | |
|---|---|
| 策划编辑 | 张　鸽 |
| 责任编辑 | 张　鸽(zgzup @zju.edu.cn)　金　蕾 |
| 责任校对 | 季　峥 |
| 封面设计 | 续设计－黄晓意 |
| 出版发行 | 浙江大学出版社 |
| | （杭州市天目山路 148 号　邮政编码 310007） |
| | （网址：http://www.zjupress.com） |
| 排　版 | 浙江时代出版服务有限公司 |
| 印　刷 | 浙江省邮电印刷股份有限公司 |
| 开　本 | 880mm×1230mm　1/32 |
| 印　张 | 9.75 |
| 字　数 | 200 千 |
| 版 印 次 | 2023 年 9 月第 1 版　2023 年 9 月第 1 次印刷 |
| 书　号 | ISBN 978-7-308-23868-7 |
| 定　价 | 59.00 元 |

# 《疗愈儿童》
## 译委会

**主　译**　舒　强
**副主译**　傅君芬
**译委会成员**

　　李　强　　王晓莹　　毛建华　　林　平　　俞　刚
　　高志刚　　杜立中　　马晓路　　孙晓英　　张　凌
　　张　雨　　吴小花　　陈若卉　　陈　锐　　骆陈城
　　戴乐怡　　林小枫　　樊檬璐

浙江大学医学院附属儿童医院翻译团队翻译出品

# 作者寄语

本书中的故事都是真实发生过的。在这些故事所涉及的儿童、家庭、医生和护士中，绝大多数曾经到访过美国国家儿童医院（Children's National Hospital），并且他们的故事对参与其中的人产生了深远的影响。在有些故事中，我更改了患者的姓名或某些易于识别的细节，以保护他们的隐私；而其余的所有细节都是真实的。有个故事中，因为要全面保护患者的身份信息，所以我创造了一个合成的角色。本书故事中所涉及的家庭都一致表达了他们想帮助其他孩子及其父母的愿望。

# 前　言

40年前，那是我在杜克大学医学院学医生涯的第三年。当时，我正在为未来的诺贝尔奖获得者罗伯特·莱夫科维茨博士工作，我在他的心脏病学实验室进行有关受体分子的研究。有一天，我从医院采集了一位老年人的血液样本带回实验室，我想要用激素来提高身体组织对药物的吸收率。我的导师，也就是罗伯特·莱夫科维茨博士，对我的想法和研究结果十分满意。

当时，我正在显微镜下一边移动玻片，一边分析结果。我伸手摸了摸自己喉结下面，发现有个肿块。我又戳了戳那个地方，感到有一个团块样的东西，我心想我可能得癌症了。的确，之后我被确诊了。

在自己所工作的医学院成为一名癌症患者，这是一段十分尴尬的经历。经过一系列的检查，威廉·皮特医生告诉我，我需要做手术。他是一位十分绅士的外科医生，我在杜克大学医学院学习的第二年就跟随他见习过。他十分确定我能痊愈，但在确诊的那一瞬间，我还是觉得我的世界完全坍塌了。

手术前一天的晚上，我躺在病床上，心情极度焦虑，内心十分煎熬。于是，我成功地说服了住院医生——我的一位老同学，让我偷偷溜出去参加校内篮球赛，我向他保证我会在午夜前赶回来。我把运动鞋和短裤塞进了背包，冲到体育馆。当时，我没赶上做热身运动，就直接坐在我经常坐的板凳上，像平时比赛开始时那样。在上半场快结束时，我上场打了大约2分钟的比赛，但是我太紧张了，唯一的一次碰球就被控犯规。最后，我们输了。我回到医院，心情沮丧，比出发前更加焦虑不安。

那天晚上，我几乎没怎么睡觉。第二天早上，我直挺挺地坐在那儿，几位护理员进来把我推到手术室。在这过程中，我遇到了几位同学，他们跟我击掌鼓劲，有人还就前一天晚上的比赛开了些玩笑。在手术室里，我惊恐地意识到，帮我做检查的外科护士是我同学拜伦的女朋友。我赤身裸体地躺在这里，拜伦的女朋友正盯着我的眼睛看——这是我被彻底麻醉前的最后记忆。

在那几个小时，一直到接下来的几天时间里，我决心成为一名外科医生。接受治疗的经历让我立刻想要亲手为别人提供治疗。我至今还记得皮特医生在我术前检查中所做的事：他站在我面前，拉下衣领，给我看了一块伤疤——他年轻时也得过甲状腺癌！

在顶尖科研实验室工作的同时经历外科手术后，我开始规划我的职业生涯，我想将外科手术与科学研究结合在一起。外科和科学：现在和未来，双手和大脑。当时，我还没有意识到这条道路需要与儿童打交道。但是，当我在术后复苏室目睹一个小女孩从麻醉中醒来时，我第一次产生了走上这条道路的冲动。

在我被推进术后复苏室，还没有恢复知觉时，我看到了这个小女孩。机器在哗哗作响，医生和护士在我们之间的过道里忙碌着。她大概 8 岁，留着西瓜头样的黑色短发。当我慢慢地从麻醉中清醒过来时，我开始意识到她是多么地孤单和害怕，她紧张地盯着她周围的那些机器和大人们。除了她，术后复苏室里没有见到别的孩子。这时，我的几位同学进来了，他们开始用湿棉签润湿我的嘴。当时，我太渴了，我觉得舌头都粘在牙齿上了。我很想告诉他们也去帮那个小女孩擦一下嘴，可是我的喉咙太疼了，疼得我说不出话来。

好在最后，我的一个朋友走了过去，拍了拍那个小女孩的肩膀。我总算松了口气——因为我有两个伙伴跟我在一起，给我慰藉；而那个小女孩却独自一人在复苏室，惊恐万分。那时，虽然我还没有能力去推进政策变革以允许患儿父母进入术后复苏室，但我已经意识到让孩子独自一个人在复苏室醒来是错误的。这并不是杜克大学的错误——当时在美国没有任何一家综合性医院开设专门的儿童复苏室。只是，那个小女孩独自一个人在复苏室的样子，让我不禁想象她父母独自在别处等待的情景，这一幕一直伴随着我，直到有一天我有能力为此做出改变。

早年，我在美国国家儿童医院工作时，医院里经常能见到小丑。但有一次，一位紧张的外科医生抱怨小丑吓坏了他的患者,于是政府决定禁止小丑进入复苏室。2004年,我成为一名外科主任,我做的第一件事就是恢复探视项目。在我行医期间,我治疗了数千名儿童,为数百名儿童做过手术,我常常惊讶于他们的心理韧性和身体康复能力。从基因上来说,儿童可以从毁灭性的事件和衰弱的身体状况中恢复过来,即使面对最严峻的环境,他们也能茁壮成长。

在我25年儿外科医生的职业生涯中,我开始慢慢了解孩子和他们父母所面临的日常风险。即使创伤外科医生也无法预测和想象孩子会遇到什么样的麻烦。我曾经从孩子气管里取出一个玩具士兵,从食管里取出一根一英寸长的鱼骨,从一个男孩的后背上取出过体育馆看台上一块废弃的碎片。我曾接诊因为打翻的拉面汤导致严重烫伤的孩子,也处理过被蛇咬造成组织损伤的孩子。

虽然孩子天生就有自愈能力,但他们需要合适的并能促进他们疗愈的医疗环境。他们需要并值得拥有比小丑和儿童专用复苏室等更好的待遇,他们需要一个专业医疗中心,这里配备有专科医生、心理医生、社会工作者、护理员、管理人员和维护人员,从而能更好地满足儿童独特的心理、生理以及医疗需求。但即使在医疗资源丰富的美国,儿童专科医院也还一直在努力挣扎寻求立足之地;相比之下,成人医院所能获得的投资更多,其医生的薪水更高,医学新闻报道也更多。作为一个社会整体,我们在优先考虑临终关怀和姑息治疗的同时,儿科医学被严重低估,资金投入严重不足。在美国,有近5000家专注于成人医疗的医院;整个美国有7500万未成年人,却仅有35家儿童专科医院及在 200 多家综合医院开设的儿科。我希望当你读完《疗愈儿童》这本书时,你会觉得这种状况需要改变。

我写这本书是想和大家分享一下这些年我所治疗过的孩子们的一些精彩故事。孩子们不可思议的坚韧、机智和智慧,给我们上了很好的一课;让我们知道,如果孩子们能够在"儿童优先"的医疗环境中接受治疗,那么他们在面临严峻的健康挑战时能更好地茁壮成长。

在 30 多年的儿科行医生涯中,我学到了很多东西,我也经常因为有人在恐惧和沮丧中向我寻求帮助而感到震惊。对于父母来说,没有什么比孩子的健康更重要。精湛的医疗干预可以改变孩子的整个生命历程,但当孩子生病时,接诊的往往是给成人看病的医生,这些医生并没有接受过足够的儿科专业培训。

我的朋友们开始养育孩子后,在他们的孩子面临紧急情况时,我都会告诉他们如果可以选择,最好去最近的儿童专科医院接受治疗,其儿科急诊室是最好的选择。30 年过去了,我仍然鼓励家长们去儿科急诊室做一次预演,这样他们就能在意外来临时有所准备,因为真到那时,每一秒钟都极为珍贵。如果附近没有儿童专科医院,那么就去了解一下附近综合医院的儿科救治能力。这个医院有专门的儿科设备吗?这个医院的急诊医生接受过儿科培训吗?医院的儿科专业训练越多,医生专业素质就越高,父母对这些情况掌握得越清楚到位,那么在发生意外时,孩子能够被治愈的可能性就越高。

多年来,我一直密切关注娱乐界对医生这个职业的描述,总体来说令我感到欣慰,但偶尔也会有一些尴尬。我很喜欢杰罗姆·格罗普曼和阿图尔·加万德等医生出版的一系列书籍,他们在书里为医生这个职业树立了很高的标准——这样的描述几乎让所有人都感到好奇,或备受鼓舞,又或疑惑不解。但是在娱乐界与文学界之间有一道巨大的鸿沟:一个鼓舞人心的儿科医学世界。我写这本书就是为了填补这道鸿沟,通过我所遇到的孩子、家长、医生和护士,讲述我所能想到的关于勇气和科学承诺的最具戏剧性的故事。我希望父母们通过阅读这些故事,发现医学行业有着新兴的发展前景,这样可以劝说父母在面临医疗选择时,能够像选择学校、体育或课外活动等一样投入很多时间和努力去权衡并做出决定。

1984 年,我还是一名年轻的外科医生,我从波士顿搬到华盛顿,为美国首位全职儿外科医生贾德森·伦道夫工作。在他之后,全职儿外科医生的队伍才开始不断发展壮大。目前,每年有成千上万名儿童在儿童专科医院住院、接受治疗(包括手术)。但就整个社会而言,儿外科以及儿内科仍然不受重视。只有当自己的孩子在非儿童专科医院接受过一段时间治疗却毫无成效之后,朋友们才会发现儿童专科医院的价值。我知道,许多家庭更愿意花时间在旅行上,让孩子们去踢足球,却很少花时间寻求专门的儿童医疗护理。有些人会花时间在家里进行消防演习,但从来没有想过为孩子可能发生的意外先去最近的儿科急诊室考察一番。即使像我和我的妻子都是儿科专家,也犯过简单的错误——我们不确定我们孩子的医疗保险是否覆盖了到最近的儿童专科医院的转运费用。

当下,科学研究正以惊人的速度为成人提供创新且积极的治疗方式,但无论在生理上还是心理上,儿童都更需要这种创新治疗。我想让父母们了解是什么让当代儿科医学变得如此令人兴奋和具有变革意义。随着医学与技术相融合,儿童专科医院凭借其患者生理和心理的多样性,成为实施尖端儿科医疗的理想之地。当人们谈论到医学领域时,我希望他们能更多地讨论儿科医学,我希望告诉家长们儿科医学在近期所取得的惊人进步,并从战略角度向他们展示如何能够在预算有限的情况下,给予孩子们最好的儿科医疗。

这本书追溯了我自身的医学及专业历程,阐述了儿外科及儿内科在过去40年的发展。书中第一部分所描述的故事发生在波士顿哈佛大学的教学医院——布莱根和妇女医院,这是一家享誉全球的医疗中心。当我在这家医院做外科住院医生时,我就对小儿外科手术格外着迷。这听起来可能非常矛盾——这是一家以成人为主的医院,我从事的也是成人医学,但我就是在这儿发现了自己对儿外科的热爱。这种矛盾也奠定了这本书的主旨:儿科医学是极具独特性的;儿科医学要赢得尊重和投资是极为困难的;而且无论是牙科还是心脏手术,手臂骨折治疗还是哮喘治疗,新生儿重症监护室的选择还是儿童多动症或孤独症(又称自闭症)的治疗方法——对儿童时期的每一次干预治疗都要考虑到其远期影响,这一点至关重要。

书中第二部分介绍了我的导师贾德森·伦道夫医生独特的儿科行医方法。孩子们所孜孜以求的关于医生的优秀品质在伦道夫医生身上展现得淋漓尽致,他极为谦逊有礼,并且永远乐观向上。他的行医风格以及精湛的外科技术,是我职业生涯中的榜样,最终也成为我所运营的美国国家儿童医院的追求目标。伦道夫医生非常重视在短时间内帮助孩子治好疾病和解决问题,同时关注孩子的长期生活体验。

接下来,我讲述了一些具有影响力的患者和同事的故事,他们改变了我对儿科医学发展前景的看法。如果用和成人医学一样广泛的、创新的愿景来发展儿童专科医院,那么儿科医学最终会走向哪里? 我意识到,如果我能将伦道夫医生的谦逊、乐观向上精神与从这些患者和同事们身上获得的智慧、充满想象力且鼓舞人心的经验教训结合在一起,我有可能会在全美乃至全球的儿科医学发展中发挥变革作用。

通常,我们医生会在医患关系中受益良多,患儿父母也是如此。来自医患关系的收获帮助我完善了医院的概念,并因此极大地改善了许多孩子的生命质量。乔·罗伯特是当地的一位商人,他的儿子患有复杂的胸部疾病,我是这个孩子的主治医生。乔·罗伯特在他儿子住院期间简直成了一名特工——他没日没夜地陪着孩子,一刻不停地监视我们、批评我们,幻想着我们应该成为怎样的医生。这个故事讲述了他如何促使我们提升医疗水平,让我们看见未来的儿科医疗应有的模样。在我晋升成为美国国家儿童医院的首席外科医生,随后又成为首席执行官之后,我一直凭借着这位勇敢父亲带给我的启示和箴言,尝试去建立一种激进的儿科医疗愿景——无痛、积极的全人儿科医疗,时刻做好探索并拥抱创新的准备。

在书中第三部分,我讲述了一些我们正在努力发展的关于创新医疗的故事——从心理健康到整形外科,从慢性疼痛管理到癌症诊治。2011年,当我成为美国国家儿童医院的首席执行官时,我决定优先发展胎儿医学、免疫疗法、行为疗法和疼痛管理等,因为我意识到外科还不是儿科医学的真正前沿。虽然外科不管是现在还是将来,始终是儿科医疗的一部分,但随着我们不断创新,更早地发现问题,疾病的治疗窗口会不断前移,我所从事的小儿外科专业在未来儿科医学发展中所起的作用也许会变得不那么突出。

与其他儿童专科医院一样,美国国家儿童医院也把全美儿童及家长都在寻求并期望得到的儿科创新医疗标准作为发展目标。我在第三部分的讨论中用案例展示了创新性儿科治疗如何整合并延续到每个孩子未来的成年期,而不仅仅是解决孩子眼前的健康问题。这一部分内容预示着儿科医学的下一个前沿,希望家长、政治家以及慈善家们能帮助我们一起走向这个光明的未来。作为一个社会整体,我们需要一起拥抱儿科医学的新愿景:一个合乎逻辑的、经济可行的、富有同情心的、考虑到儿童全生命周期的儿科医疗。

这些了不起的孩子们的故事使我热泪盈眶并深受鼓舞,我希望他们也能感动你、激励你。这些孩子是我真正的老师,是儿科医学革命的真正驱动者。儿科医学革命正召唤着我们,它是如此令人着迷又如此充满诱惑。

# 目　录

## 第一部分　探索孩子

## 第二部分　重要的教训

## 第三部分　新前沿

# 第一部分　探索孩子

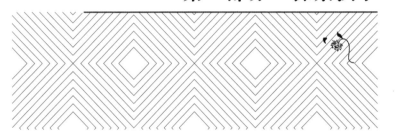

# 第一章

# 走过那座桥

一天早上,我走进艾拉的病房,我原以为我会看到她在房间里安静地休息,鼻子上插着用于引流胆汁的胃管。但令我没有想到的是,她的父母和祖父围成半圆形坐在她身边,竟然也各自在鼻子里插了一根橡胶管,并用胶布固定在他们的额头上。

我是布莱根和妇女医院的一名外科住院医生,当时是我接受住院医生培训的第三个年头,我也是第一次在波士顿儿童医院的小儿外科轮转。那天,我刚好与一名资深住院医生(严格来讲是我的上司)一同查房。布莱根和妇女医院和波士顿儿童医院都是哈佛大学医学院的附属教学医院——他们的许多医生在哈佛大学任教,哈佛大学医学院的学生到那里接受轮转,完成住院医生培训工作。一个天桥连接着两家医院,当我们穿过天桥来到波士顿儿童医院后,我明显感觉到这位资深住院医生的情绪从不苟言笑变得更为暴躁了。现在,当我们站在艾拉房间里试图理解眼前这一幕时,我觉得他那暴躁的情绪快要爆发了。

他并不是我见到的第一个对儿科工作感到沮丧的同事。在布莱根和妇女医院规培的两年里，许多同事走过那座天桥前往波士顿儿童医院——美国最好的儿科医疗中心之一，回来后会喋喋不休地抱怨，而我已经习惯了这样的情景。在某种程度上，我认为这只是那些培训过我们的著名医生的普遍态度的缩影而已。大多数住院医生同行们是有抱负的脑外科医生、癌症研究人员、骨科医生和心脏外科医生，他们几乎没有时间和精力去顾及那些焦虑的父母，更不用说去关注那些住院孩子们的怪癖和坏脾气。

前一天，这位资深住院医生冷漠而直接地告诉艾拉的父母，艾拉需要插一根鼻胃管，这根管子将通过她的鼻子一直进入她的胃里。虽然我们已经做了一个相对常见的微创肠扭转复原手术，但她的肠道还不能恢复正常工作，需要通过鼻胃管来减轻肠道所承受的压力，促进肠道愈合。艾拉的父母本已经耐心地等待了好几周，也看到了一些好的进展，但是需要插鼻胃管的这个消息显然还是给了他们重重一击。长时间住院已经对他们四岁的女儿产生了严重的负面影响，他们担心插鼻胃管会进一步损害她的精神状况。

这位资深住院医生似乎并没有把他们的担忧放在心上，也没有给出任何回应，静静地对艾拉做着插管前的最后一次检查，并开好了插管医嘱。

我想安慰他们，但想不出应该怎么说或怎么做才不至于让我的行为冒犯到我的上级医生。

艾拉的父母靠得越来越近，语气也愈发令人同情。"她还没有准备好。"她父亲说，说话语气里带着一丝疲惫，几乎是在恳求,"她已经吃了太多苦了。我们必须以她能理解的语言向她解释为什么要插这根管子。"

我的同事抬起头含糊地说了一句:"我很遗憾。"然后,我们就走了,他们一脸难以置信地看着我们离开。

因此,第二天早上,当我们进入艾拉的病房时,我被他们所展示出来的不顾一切维护主权的姿态震惊了。

"我们告诉过你们,我们会想尽一切办法让她变得轻松一点。"艾拉的父亲平淡地说道。艾拉的母亲站起来与艾拉靠在一起。我永远不会忘记她身上所散发出来的那种固执的、纯粹的、如同动物一样的保护本能。

这位资深住院医生脸一红,甚至没有检查这个女孩的身体状况,便说道:"这不符合医院规定。"

我竭尽全力不让自己退缩。

艾拉的母亲看到艾拉似乎感受到了我们对话中的紧张情绪,便示意我们移步走廊,但这位资深住院医生没有让步,说道:"你们必须立即拔掉你们的管子,否则我们会要求你们离开医院。"

艾拉的祖父叠好报纸,皱起了眉头。他看了看自己的孙女,然后摇了摇头,闭上了眼睛。

"马上!"医生重复了一遍,没等他们反应过来便走了出去。

我沮丧地跟在他后面,对自己没有采取任何干预措施而感到生气。我知道我的同事会坚持他的立场,我本来可以跟艾拉父母解释,让他们理解医院的相关规定。但是如果违反规定确实能帮助到这位小女孩,那又有什么关系呢?

走过这座天桥前往波士顿儿童医院进行小儿外科轮转的经历，对我产生的影响与我大多数同事相反。我喜欢在儿童医院工作，这让我有一种回家的感觉。我在北卡罗来纳州长大，在北卡罗来纳大学获得本科学位，然后去了杜克大学医学院。来到布莱根和妇女医院后，我一直试着从文化休克中恢复过来，这种文化休克基本上与布莱根和妇女医院"声名狼藉"的严苛的住院医生培训无关，更多的是与看到"一群粗犷的北方硬汉"随时准备穿手术衣冲上手术台的"野心勃勃"的生活有关。

当然，布莱根和妇女医院的医疗水平和治疗效果都非常好，但那里的医护人员所表现出来的冷冰冰的专业态度，以及与患者之间不带感情的交流方式却不是我想要的。我开始珍惜每天在波士顿儿童医院的时光。在这短短的三个月时间里，我逐渐感受到高度的真实性。在我住院医生生涯的第一年里，我在整形外科和神经外科轮转。其间，我曾去过几次波士顿儿童医院，那里当时还没有分设不同的专科。在我住院医生培训的第三年，我来到波士顿儿童医院的小儿外科进行了完整的轮转。

最后，艾拉的父母取下了他们额头上的管子。不久之后，艾拉的肠道功能恢复正常，她的消化系统在短暂休息后逐步恢复了健康。我的上级医生以错误的方式做了正确的事情。他于一年后离开儿童医院，并在成人外科领域取得了巨大成功。而我还在为整个医疗系统以及我个人的前途担忧，为什么医院不调整现行的政策，更多地考虑儿童及其家人的情感需求呢？年轻的父母都非常渴望看到他们的孩子痊愈,我们难道不应该也试着调整我们的工作方式来满足他们的需求吗?我开始将那座连接布莱根和妇女医院和波士顿儿童医院的桥梁视为通向另一种医学形式的通道,这种医学形式不仅需要考虑儿童身心的特殊性,而且还需要兼顾患儿家长的顾虑。

数月后,我回到布莱根和妇女医院的一个普通男性病房查房,那里住的通常是没有医疗保险的患者。一天晚上,一位别名叫皮比的患者感觉不舒服。他在一周前做过胃部手术,外科医生给他留置了一根鼻胃管,这与之前艾拉所接受的治疗一样。他们想让他的胃得到休息来加快痊愈,因此保持引流通畅是治疗的关键。

我的上级医师指示我要确保管子整个晚上没有移位。皮比先生是出了名的脾气暴躁,而且一直嚷嚷着要喝汽水。在服用止痛药之后,他还是焦躁不安地翻来覆去,不断地扭动着身体,他身体里的管子仿佛随时都可能被扯出来。

当天午夜,护士第一次呼叫我时,我立马就知道发生了什么——皮比先生的管子被他拽出来了。我冲上楼,试图让他平静下来,然后我动用了所有我知道的有利于把鼻胃管插回去的窍门。首先,我把他的鼻子弄得感觉麻木点,这样插管时他就不会那么敏感,然后把管子放在冰块上把它冻硬点以方便插入。在插管通过喉咙时,我让他平静地配合吞咽,最后我学着曾经见过的最温柔的护士那样,轻柔地用胶布把管子固定在合适的位置。

一个半小时后,当我躺在值班床上刚想打个盹时,护士再次呼叫我。这一次,我感到"心神不宁"。在我做错事时,我母亲常常那样形容我。我打电话到楼上，护士告诉我，皮比先生在不停地翻动身体，又把管子拔出来了。

这次，我没有麻痹他的鼻子，也没有使用冰块，我直接用胶带固定住管子，甚至下医嘱使用约束带固定。我感到既疲惫又沮丧，但至少他再也无法拽出管子了。

结果，我错了，他又做到了。我刚再次躺下，电话又响起了。当时，一位名叫罗伯特·萨克斯坦的医学生在我对面的值班床上休息。

"好吧，你去吧，罗伯特。"我想起了那句话——"没有什么能比在实践中学到更多了"。我很想睡觉，便支使罗伯特去试一下，这样我就能眯一会。"但这次你必须让他们彻底绑住他。"

对付像皮比先生这样麻烦的患者，通常需要半个小时，所以罗伯特一起身我便闭上了眼睛，甚至在他关门之前我就已经迷迷糊糊地睡过去了。

但10分钟后，罗伯特就回来了。我坐了起来，问他发生了什么。

"什么意思？"他惊讶地问道。

"发生了什么事，你怎么这么快就回来了？"

"我就是把管子插了回去，然后下令绑住他。"他说。

"这么快？"

"嗯，是的。"他说。

"没有反抗？他没给你添麻烦？"

"是的，没有。"罗伯特说。显然他是想让我闭嘴，好睡一会儿觉。他翻了个身，我怀疑他在偷笑。

"我到那里的时候,皮比先生确实对我说了些话。"他主动说道。

"说了什么?"

"他说:'小子,我不在乎你要做什么——只是不要再把那个秃头混蛋叫过来!'"

说到这里,罗伯特大笑起来。30 岁的我已经秃顶,虽有遗传因素,但职业焦虑无疑加速了我头发的脱落。我咯咯地笑着,面部肌肉微微有点抽搐,倒不是因为被人取笑,而是我无法不承认这个事实。

我在这座桥两端的医院做着相同的手术,但感受明显不一样,类似的场景反复发生,我开始觉得我应该选择儿科医学领域。但对于波士顿外科训练基地中最优秀和最有前途的外科住院医生而言,儿科并不是他们一直以来所被鼓励追求的领域,野心勃勃的外科住院医生们认为治疗癌症和解决心脏问题才最具有价值。小儿外科几乎与雄心壮志不搭边。我开始觉得自己像一个被工程课搞得焦头烂额的艺术生。

第二章
学会共情

    在我住院医生培训的第一年,成人以及小儿整形外科的领导都是乔·默里,一位知名的外科医生。整形外科是波士顿儿童医院和布莱根和妇女医院为数不多的没有明确部门负责人的科室之一。我很快意识到,被指派到默里医生那里学习两个月不仅意味着我的大脑需要超水平发挥,而且我的身体也必须保持超负荷运转。我每天穿梭于不同的"长廊"中,无时无刻不惊叹于他的天赋和毅力,也感受到科室的布局完全没有考虑到为治疗患者提供方便。

    我们把连接布莱根和妇女医院所有病房的通道称为"长廊",它始于急诊室,终于通往波士顿儿童医院的天桥。当你值夜班正好被分配去负责创伤患者时,你可能会在"长廊"的这端缝合完一位被瓶子击中脸部的男人,然后又争分夺秒地跑过"长廊",穿过天桥去治疗另一个被狗咬伤的孩子。我跟随默里医生在"长廊"上快速奔走的路程甚至可以为波士顿马拉松做好充足的准备,尤其是在一天之内被迫走上几十次的那些日子。默里医生往往是在波士顿儿童医院完成胎记切除手术之后，就要匆忙赶回布莱根和妇女医院做面部骨折修复手术。"长廊"（Pike）实在配得上与它同名的马萨公路（Mass Pike）——坚实、冰冷、漫长。

在默里医生的患者中，我最早遇见的是一位全身严重烧伤的男孩。默里医生为他做了一系列皮肤移植手术，进展非常顺利。像当时许多同行一样，默里医生在二战期间是一名军医，并迷上了整形手术。因为当时有很多受伤以及烧伤的士兵需要皮肤移植，他便专注于移植免疫学。"为什么有些移植的皮肤会发生排斥反应？可以采取什么预防措施？"他逐渐成为一名移植手术专家，并担任布莱根和妇女医院外科团队的学科带头人。正是这个团队，于1954年成功进行了首例人体肾脏移植手术。几十年后，他满怀激情地投入整形手术中，凭借移植方面的成就获得了诺贝尔生理学奖/医学奖。

默里医生正在重新建构这个男孩的皮肤，并尽可能减少疤痕的产生。他尽最大努力，慢慢改变男孩的容貌，男孩自己似乎也认识到这一点。每天早上看着他俩互动的情景，让我振奋不已。

检查完这个男孩后，我们匆匆穿过天桥，沿着"长廊"向成人整形外科病房走去。在"长廊"尽头是一间幽暗的病房，这里有一位我遇到过的最会抱怨、最令人泄气的患者——他也是我最早协助默里医生治疗的患者之一。他当然有理由不满——他50多岁了，癌症已经严重蔓延到他的头、嘴巴和颈部，由于癌症严重损害面部和颈部，以至于默里医生不得不对他的下巴和脸颊进行极其复杂的重建手术。这不是单纯的整容手术,对他来说,重要的是保持头部和颈部的基本功能。经过一系列手术,默里医生从该男子颈部取出软组织瓣来替换切除的组织,并小心地将其旋转调整到位。不得不说,这不仅仅是手术,更像是艺术。

在将近 10 个小时的手术过程中,当看到默里医生将肌肉、组织和皮瓣连接起来时,我叹为观止。我的工作是监测患者的血液循环和生命体征,因为在这么长的手术过程中,患者随时可能突发意外状况。我惊叹默里医生的精湛技术,以至于好几次忘了自己要做什么。然而,虽然我十分钦佩默里医生,但我认为他过多地介入了患者的生活。我对这位患者很不满,觉得他十分麻烦。他一天抽好几包烟,这让我有理由相信他是自食其果。但他仍然认为他有权咒骂我们,指责我们,并且对护士们极不尊重,尽管这些护士总是尽可能让他好过一些。

我的脑海中不断浮现这样的想法:默里医生简直就是在这个脾气暴躁的患者身上浪费他的天赋和宝贵的时间,他本可以治愈更多的孩子。我又对自己脑子里充斥着这些有毒的想法感到厌恶,希望没有人知道我在悄悄地想什么。

然后有一天,在结束所有患者的查房后,默里医生把我拉到一边,一只手搭在我的肩膀上。

"你知道吗,"他开口说道,好像我们对这个话题已经讨论了好几天的样子,"我认为一名优秀外科医生的关键不仅在于高超的手术能力,还要关爱患者,关爱每一位患者。如果想要达到预期的治疗效果,医生在术后对患者表现出的关爱与手术本身的成功一样重要。显然,你更擅长照顾小孩,但你有义务对所有患者产生共情。"

　　起初,我仅仅把他的话当作是一种训斥。当我逐渐意识到默里医生是凭直觉感受到了我内心的挣扎,并在鼓励我遵从自己的内心时,我的尴尬才消退了一些。我跟在他身后,他很快就把话题转到了我们那天看到的病例上。当我们走到他的办公室门口时,我本想径直走开,他却示意我进去。

　　"给。"他递给我一本装帧精美的书,我低头看了看书名——《如何关爱癌症患者》。最近,我刚听过这个讲座,讲座的主讲人是世界一流的癌症外科医生简·英格伯·丹扉。这个稍显生硬的贵族名字,是我到了波士顿之后才听说的。他用这份礼物——不是关于手术而是关于关爱的一本书——告诉我:共情与专业技术一样重要。

　　我抬头看了一眼默里医生,他神情温和,就像平日对待患者那般。我满怀感激地点了点头,从他手里接过这本书,便走回波士顿儿童医院。这既是一份忠告,也是一份鼓舞——我似乎更加坚信小儿外科会是我今后的专业。但首先,我必须学会默里医生所说的非常必要的关爱能力。这位把办公室设在儿科区域的医生,这位每次与孩子打交道时全身都会发光的医生,用他对待患者的态度给我好好地上了一课。从那一刻起,我发现自己已被儿科吸引并在儿科工作中对自己提出了更高的要求,甚至在我离开"长廊"走向布莱根和妇女医院时,我都会觉得自己走错方向了。

　　最后一次跟随默里医生手术后,我在整形外科的轮转就要结束了,我确信小儿外科和成人外科一样令人兴奋且非常值得。一次，一名患有克鲁宗综合征的 5 岁女孩到医院做手术。克鲁宗综合征是一种遗传性疾病，由于颅骨过早地融合，致使其头部无法自然生长。在我第一次跟随默里医生和他的团队进入女孩的房间时，我鼓起勇气去面对她那令人心碎的畸形面容，但走进门的那一刻，映入我眼帘的是一头浓密的黑发，这是我在孩子身上见过的最长的头发，她显然为此感到自豪，这让我无暇在意她那因疾病所致的面部缺陷：深陷和扭曲的眼窝、凹陷的脸颊以及畸形的下颌。

默里医生与来自巴黎的颅面整形外科权威保罗·泰西耶医生同台联合手术。在与泰西耶医生这样在颅面手术领域有着创造性革新技术的权威交谈时，我能感受到默里医生是多么地尊重同行，尽管默里医生本人同样是一位极负盛名的外科医生，但他丝毫没有掩饰他对于向这位法国同行学习的渴望之情。

在各自领域都是顶尖专家的两位医生的密切合作给我上了影响深远的一课。在这个骄傲而又充满希望的女孩面前，所有人很自然地拧成了一股绳，孩子的健康成为大家共同的纽带和动力。

这场手术异常艰辛。外科手术团队撕下了她脸上的所有皮肤，几乎弄断了她脸上和头上的每一块骨头，并将她的脸和下巴拉伸到适宜的长度，再植入新的骨头来固定住这个结构。手术持续了 12 小时，鉴于我在外科轮转中的良好表现，默里医生让我负责女孩术后在儿科重症监护室的监护工作并确保她能活下来。但就其麻醉程度、失血情况及长时间的手术创伤而言，这无疑是一项艰巨的任务。

我从女孩进复苏室开始就一直盯着她,我见证了她的第一个奇迹,颅面重建居然在术后迅速达到了预期效果。泰西耶医生和他的团队为她开发了一系列黏土模型(若是现在,他可能会使用 3D 打印机),当时沉睡在我面前的女孩的样貌和泰西耶医生他们塑造的模型简直一模一样。

而第二个奇迹就是女孩竟恢复得如此之快,至少在当时我是这样认为的。在手术前一天晚上,我躺在床上辗转反侧,十分担心女孩在经历这场巨大手术后的安危。大量失血、高风险免疫排斥,更有脸部因牵拉而产生的大量组织创伤——我甚至觉得她可能挺不过去。幸运的是,她的生命体征和总体反应能力一天比一天好。在成人整形外科病房,外科手术造成的创伤往往比事故或疾病本身所造成的创伤更大。因此,对于患者在手术期间尤其在术后发生高风险的状况,我早已习以为常。但神奇的是,我们的小患者却能迅速从手术中恢复过来。

这似乎是符合生物学规律的。小女孩的肺比大多数老年患者健康得多,她的心脏也很强壮,她的免疫系统还没有经受过毒素、致癌物和衰老的影响。她是颅面重建手术的完美案例,成人手术后存活的可能性会低一些,即使存活下来,恐怕也难以达到这么好的效果,组织和骨骼可能也不会恢复得这么快。因此,成人很难从术后身体虚弱的状态中恢复过来。小女孩的快速康复更让我坚信一个事实:小儿外科可能更有价值、更有活力、更具创新性,而这一点被我的很多同事所忽略了。小患者与生俱来的朝气和活力使得他们成为激进外科手术的理想人选。

▶▶▶ 第三章

# 生而自愈

　　小儿外科在美国是一门年轻的医学专业。20世纪70年代,当我还在医学院读书时,大部分小儿外科手术仍由成人普外科医生操刀。即使在全国几十家儿童专科医院,情况也是如此。杜克大学医学院有一家十分优秀的附属医院,但与当时绝大多数医院一样,它也没有特别关注儿科医学领域。而且,全国大多数儿外科医生也是成人外科的成员,医院中也很少有几个护理单元专门提供儿科医疗。在医学院读书时,我经常跟着一些医生在刚刚治疗完一位70岁冠状动脉疾病男性患者之后,就马上去接诊刚刚经过室间隔缺损(一种先天性心脏病)修补手术的2岁女孩。当然,美国许多医院(包括杜克大学医学院附属医院)设有小型儿科病房。但是,事实上几乎所有治疗儿童疾病的外科医生也开展成人手术,而且绝大多数麻醉医生和放射科医生同时兼顾儿科以及成人的医疗工作。

　　那是我在杜克大学的第四个年头,我正跟随一位创伤外科医生实习。创伤外科在当时是一个相对较新的领域,从事创伤外科的医生主要是那几年在越南为士兵实施治疗的军医，他们在战时学习到了不少治疗经验，现在将这些经验应用于日常生活中经历了一些事故和悲剧的患者身上。比如周末车祸高发，当时的我还需要不断地鼓励自己才敢去面对那些被急匆匆地推进急诊室的血肉模糊、嗷嗷大哭的孩子们。

那是一个我无法忘记的晚上，一个小女孩躺在推车上被急匆匆地推进急诊室，她看起来有明显外伤导致内出血的迹象。当时，她父亲开车带着她，不幸被一辆卡车撞上了。在这种情况下，应该根据紧急预案立即对孩子进行一系列检查来确定她是否处于失血性休克状态——她的血压是不是太低了？她的心率有多快？她是不是因为失血太多而显得脸色苍白？她是不是已经昏昏欲睡？一般来讲，失血性休克是由于失血太多后，身体无法获得足够的氧气供应，尤其在一些重要的器官，心脏为了给身体提供更多氧气就会跳得更快，在这种情况下测得的血压带有一定的欺骗性，血压正常或偏高，如果继续失血，心脏跳不动了，血压才会开始下降。儿童从失血到血压下降之间间隔的时间通常比成人长，因为儿童的心脏功能没有遭受过心脏疾病、吸烟、应激性压力或其他不良生活方式所致的并发症的损害，所以儿童的心脏将血液输送到身体各个器官的能力比成人强。这种能力有时反而会掩盖内出血的真实状况。

当参加抢救的医生、护士对女孩的各项身体状况进行监测时，我看到创伤外科医生在轻轻按压女孩的肚子，按了一次又一次，满脸焦虑。我猜他一定是感觉到她的肚子越来越胀了——这可能意味着她的腹腔里充满了血液。

这位创伤外科医生怀疑她可能是脾脏被撞破裂导致的内出血,第一时间决定立刻进行剖腹探查手术。这也正好符合这样的外伤患者的处理原则。剖腹探查是个大手术,而且手术本身就具有一定的风险。尽管手术可能会造成进一步的创伤,但挽救女孩的生命是第一位的。我站在这位创伤外科医生身后,越过他的肩膀看到他在女孩腹部做了一个长长的切口,拉开切口可以看到鲜血从破裂的脾脏不断涌出。手术台上的几位医生互相点了点头,随即决定把脾脏整个切除。

手术达到了满意的效果,女孩的内出血止住了。术后,她很快就恢复过来。当时,我对儿童脾脏切除术了解不多,因此也就没有考虑或担心脾脏切除会对女孩以后的生活产生怎样的影响。其实,脾脏就像一个巨大的淋巴结,差不多有葡萄柚那么大,它如同一个过滤器,可以捕获、过滤白细胞和红细胞,然后将那些在血液中识别并捕获了细菌的白细胞杀死。因此,一个人没有脾脏虽然也可以生存,但更容易发生感染,一旦发生感染,可能很快发展至败血症甚至造成患者死亡,这是我后来才意识到的。

由于脾脏切除术已经在无数成年病例中取得成功,所以那时的我们认为这对儿童也同样适用。但是这个女孩儿现在在哪里呢?

在女孩进行脾脏切除术两年后,我在波士顿儿童医院住院医生培训期间了解到了儿童和成年人在生物学上有本质差异。若我在两年前就能意识到这一点,也许会推迟女孩的脾切除手术,甚至不会那么快就对她进行剖腹探查手术,而可能会继续等待,观察她的出血是不是会自行停止?不做手术,脾脏是否会自行愈合?在波士顿儿童医院,那些了解儿童生理特点的小儿外科医生认为,如果对脾脏受损伤的儿童患者进行持续等待和观察,你会发现有些手术是可以避免的。经验告诉他们,儿童的脾脏和其他器官一样十分年轻,其愈合能力远远强于成人的器官。这些医生往往会更多地考虑儿科患者未来的生活,而恰恰是这样一个简单的出发点,决定了患儿所接受的治疗方案。因此,如果可能,我们应该避免对儿童进行脾脏切除手术,因为在他们长大成人的过程中还需要脾脏这样的免疫屏障来抵抗感染。

后面发生的一件事让我更加确信这一点。当时,我在波士顿儿童医院进行第一次小儿外科轮转。一天晚上,有个小男孩因为内出血被送进急诊室。众所周知,安全带是一种极为有效的安全措施,曾经拯救过无数人的性命,但实际上,安全带偶尔也会致人受伤。当成人尺寸的安全带与儿童娇小的身材不匹配时,儿童腹部受伤的概率就会明显增加,这个小男孩就是因此受伤的。

当时,我脑海中已经在演示对这个小男孩进行脾脏切除手术了。我打电话告诉外科主治医生,有个脾脏破裂的孩子即将送进手术室。

"别急,我先过来看一下。"他说。

我不明白他为什么不相信我的判断,直接送去手术显然是个正确的决定啊。

他到了之后，对小男孩进行了全面检查，然后说道："我们可以继续等待，当然同时也要密切观察他的情况。很多像他这样的孩子不需要做手术也可以痊愈。如果那样，他的脾脏就保住了。"

这件事让我明白了外科医生应将手术作为最后的治疗手段，而不是首选自己最擅长的事情。让我印象更为深刻的是，这位医生深信这个小男孩具有强大的自我修复能力。那时我才知道，儿童脾脏受到撞击后有时仅仅是裂开或撕裂，并不像成人常见的那样完全破裂。儿童的器官更具有可塑性，更能缓冲外力损伤。

在接下去的 12 小时内，小男孩增快的心率逐渐平复下来，血压逐渐上升，精神状态也慢慢变好，所有都提示内出血症状在逐渐好转。在 48 小时内，他的外表和行为看起来都已经很正常了。为了避免再次出血，我们让他卧床休息并观察了一周时间，他以令人惊讶的速度迅速恢复。从生理学角度看，儿童天生具有很强的自愈能力，这与成人有很大的区别。这个小男孩儿可能永远都不会知道他能在波士顿儿童医院接受治疗是一件多么幸运的事情，正是经验丰富的小儿外科医生帮他保住了脾脏，使得他今后可以用最佳的状态来抵御细菌的入侵。

# ▶▶▶ 第四章

# 犯　错

　　我在儿科轮转的某个夜班,上级医生安排我指导一名第一年的住院医生做一个相对简单的儿童腹股沟疝修补手术。这个手术我自己已经完成过很多次了,但指导别人还是第一次。当她按照我的指示一刀剪下去之后,一股黄色的液体喷了出来。我胸口一紧,认为那液体是尿液,我们刚才一定是不小心划破了孩子的膀胱。虽然在其他人面前我努力掩饰着自己的恐慌,但还是立即呼叫了塔珀医生,请他来帮忙。

　　波士顿儿童医院的许多资深医生似乎很享受答疑解惑的感觉,而戴维·塔珀医生作为儿外科的明星医生,对我们大多数人来说就像"定海神针"一样。他很快便出现在了手术室里,一如既往地沉着冷静。

　　"先仔细评估一下,不要因为液体是黄色的就急于下结论。"他说道。我被他的冷静震惊到了。

　　我探查了一下患儿的膀胱,马上意识到膀胱完整无损。我轻轻挤压疝囊发现有更多黄色液体渗出。塔珀医生和蔼地笑了笑,然后俏皮地对我眨了眨眼睛,我立刻松了一口气。原来,这黄色液体是从腹腔流进疝囊内的腹膜液。我们并没有划破她的膀胱,也就是说我们并没有伤害这名患儿。最后,我们完成了手术,这名患儿也很快就康复了。

如果换一位外科医生,他有可能因为我犯了这样一个错误甚至因为我打断了他的晚餐计划而生气。但塔珀医生很快明白手术现场发生了什么,有什么样的风险,并且立刻想到了解决问题的办法,又让我在不太难堪的情况下学到了新知识。

有一定知名度的外科医生有时会有些傲慢或不那么平易近人,在我接受培训的过程中,我遇到过最好的外科医生,也遇到过最糟的外科医生。随着我对戴维·塔珀医生的了解逐渐加深之后,我意识到很多小儿外科医生是像他这样宽宏大量的。在这个需要通力合作的时代,工作中的默契配合似乎已经形成规则而不是例外。

对于我们这些决定从事小儿外科工作的医生来说,尤达·福克曼医生是大家的另一位导师,他是波士顿儿童医院著名的小儿外科主任。福克曼医生教会了我如何面对患者离世时内心的愧疚感。在我做住院医生的前两年,我目睹了数位成年患者因年迈、心脏病、枪伤或癌症而离世。直到我实习的第三年,我才亲眼见到儿童患者离世,意识到孩子也会死亡,而且孩子死亡是一场更为沉重的悲剧。这成为我立志从事儿科事业需要跨越的一个新的难关。

在小儿外科的第二次轮转即将结束时,我接诊了一名囊性纤维化病晚期的十几岁男孩。囊性纤维化病是一种遗传性疾病,会导致肺部产生异常黏稠的黏液,从而引发呼吸困难。过去十几年里,反复的肺部感染使他的肺几乎布满了疤痕,因此他需要依靠呼吸机才能维持生命。我们曾经给他做过几次肺部灌洗,每次灌洗后,他的肺功能都得以维持一段时间。因此,他的家人不舍得放弃,希望我们再尝试一次,但这一次,他一侧的肺塌陷了,空气聚集在肺与胸腔之间无法排出。医疗团队决定放置胸腔引流管来排出滞留的气体,从而帮助塌陷的肺再次扩张。于是,我往孩子胸腔里放置引流管。术后不久,我们就意识到他的肺太衰弱了,以至于放置引流管也没能显著改善他的呼吸状况。在接下来的几天里,看着他艰难喘气的样子,显然这个操作对他毫无帮助。

男孩的整体状况非常不稳定,实际上,我们已经将他的病情判断为完全性呼吸衰竭。随后的一天晚上,他出现了心搏骤停。当我冲进病房时,他的家人都在那儿,我立刻感觉到了他们对我的敌意。几乎每个人都瞪着我看,似乎在告诉我正是因为我做的手术把孩子推向了死亡的边缘。

当天晚上,这个男孩就离开了。几天后,我与那天和我一起冲进病房抢救男孩的同事说起这件事,他说他也感受到了这种敌意。再没有比这种情况更让我感到不安的了,朋友们尝试了各种办法来安慰我,但我还是无法摆脱这种愧疚感。

我朋友私下把我的困境告诉了福克曼医生。当时,福克曼医生正在研究血管新生机制,这是当时关于癌症的最具革命性的发现,主要研究肿瘤如何与血管共生,并从中摄取肿瘤细胞生长所需的营养。一天早上,在我们结束查房后,正在大厅里的福克曼医生从人群中叫住了我。"我知道你的感受,"他直截了当地说,"这是因为这种情况我也曾经经历过很多次。对于这个患儿,你已经尽力了,在你未来的职业生涯中,还有更多的孩子等着你去救治。你会改变他们的人生,给他们的家庭送去最好的礼物。坚持下去!"

他没有拍我的肩膀,甚至没有微笑。他说完之后便转身走进了他的实验室,但他的话给了我莫大的安慰和勇气。几年之后,我才发现他自己的一个孩子也是死于囊性纤维化病。无论是作为医生,还是作为家长,他都深切地知道失去孩子是多么痛苦。但他并没有让自己沉迷在悲伤的阴影中,而是倾其所能去帮助别人。

在住院医生轮转的 60 个月里,我在波士顿儿童医院只待了 6 个月。如果可以选择,我希望可以在那里轮转更长时间。我知道在安排轮转计划时花更多时间在成人医学上是符合逻辑的,因为有那么多成人的疾病以及治疗措施需要去了解,但我仍然觉得这种安排失之偏颇。现在的住院医生有机会尽早发现他们自己的激情和兴趣所在,从而能够更有效地规划他们的学习进程。但在我开始住院医生培训的时候,情况远非如此。因此,我一直希望能够证实我决定从事小儿外科是一个正确的选择。

一天晚上,我躺在公寓的沙发上。这个昏暗的公寓是我三年来租的第四间公寓了。我打开美国公共电视网的一个特别节目《生命线》,这是一档介绍当代医学界英雄的节目,每集讲述一位人物的故事。刚好这一集讲述的是小儿外科医生杰德森·圣·伦道夫的故事。当我听到他的声音时，立马坐了起来——他是在田纳西州出生并长大的。他的南方口音令我着迷又不安。三年前，我觉得自己在这里就像个外星人，而那时他又在哪里呢？

吸引我注意的除了他慢条斯理的语调外，还因为我几周后就要去美国国家儿童医院面试，而他正是这家医院的外科主任。当时，全美只有13家儿童专科医院设立了小儿外科奖学金项目，用于资助有志于从事小儿外科的医生完成为期两年的额外专业培训，而美国国家儿童医院就是其中一家。

我十分专注地盯着电视屏幕，伦道夫医生和他的团队正在讨论一个刚转诊过来的患有食管闭锁的新生儿。食管闭锁是食管发育不良的先天性疾病。

"这个婴儿是什么时候出生的？"他问护士。

"五小时前？那他的肺部还是干净的，我们现在就应该动手术，要把食管两端联结在一起可不容易。对于这个新生儿来说，时间非常宝贵，要马上手术，一刻都不能耽误。"

紧接着下一个镜头就把观众带进了手术室，伦道夫医生一边讲述他的手术方案，一边在努力修复婴儿食管，而我则目不转睛地盯着屏幕。

"现在我们要把上面这个食管的末端拉下来放在这儿——哎呀，还差得远呢。"他站在婴儿一侧，手术室的无影灯明晃晃地照在他身上。

大约沉默了一分钟，伦道夫医生终于抬起头来。"看着还不错，"他说，"我很满意。"

他脱下手术衣和手套,随手揉成团扔进了房间另一端的垃圾桶里。然后,摄像头跟着他回到了办公室,他把身体斜靠在椅背上,双脚惬意地搁在桌子上。他拨通了患儿母亲的电话,向她汇报孩子的手术情况。另一个分镜头里,刚生完孩子的瓦格斯夫人正躺在医院病床上。

伦道夫医生安慰瓦格斯夫人,告诉她小朋友表现得很好。

"您儿子现在状态很不错,"他说道,"他看起来已经没事了。我为他高兴,瓦格斯夫人。接下去几天非常关键,但我们会尽全力帮助他并定期跟您联络。"

那天晚上,我难以入眠,我琢磨着我就应该在这样一个专门致力于为孩子提供医疗服务的地方,跟着伦道夫这样的医生一起工作,这个地方就是首都。伦道夫医生的自信和魅力让我确信我正朝着正确的方向前进。

▶▶▶ 第五章

# 寻找导师

回想起来,我似乎是注定要走上儿科之路的。但我的一些同事和导师曾劝我不要把自己局限在当时被视为"医学死水"的儿科。在住院医生培训快结束时,我开始觉得我的医学职业生涯应该具有像我家乡北卡罗来纳州一样的生活方式和节奏。我想要与患者进行更从容、亲近和朴实的互动。由于我自己曾体验过对癌症的恐惧,所以我意识到作为一名医生,我们所要承担的责任远不止于治愈疾病。或许我追求的是一个海市蜃楼,但我有一种预感,在一个医学尚未被金融巨头和保险公司统治的时代,我能在儿科领域更好地实现我的梦想。

当你进入美国国家儿童医院时,你首先会踏上一条长长的自动扶梯,把你从地下停车场直接带入一个明亮而多彩的中庭。通过缓缓前行的扶梯,我来到了接受第一次真正的工作面试的地方(那年我 32 岁,是的,学医确实会把你的生活拖慢一些)。当时,我就有一种预感,我会被幸运砸中。

医院中庭里到处可见咯咯笑的孩子、忙碌的医生护士和尽职的父母亲们，这样的画面让我一下子就放松了。在角落里，一个乐队演奏着柔和的爵士乐。阳光将中庭的顶端染成了朦胧的黄色，这让人感觉孩子们好像是造就这个空间的建筑师。

充满活力的医院内景让人轻松，因为在大家的印象里，医院总是让人望而生畏的。眼前的这个医院大楼建于 20 世纪 70 年代，应用了当时流行的厚重的现代主义风格。当然，这种风格现在已经被淘汰了，深色的玻璃建筑毗邻着一座喷泉——现在已被弃用了，在周边空地上，零星点缀着几座又破又小的砖石建筑。这幢大楼看起来就像是降落在破败的内战战场上的飞船一样。

当我经过食堂走向通往伦道夫医生办公室的电梯时，我停下脚步闻了闻飘在空气里的炸鸡和蔬菜的味道。当时医院远没有像现在这样重视营养学，更不要说成立专门的营养科了。

未闻其人，先闻其声——远远地，我就听到了伦道夫医生权威的嗓音和爽朗的笑声。然后，我看到了我曾经在电视上见过的那个人，被一群护士围在中间。眼前这一幕让我甚为惊讶，他居然不是和医生在一起，而是和护士在一起，还在很认真地听她们说话。在我以往受训的等级森严的医学世界里，我从未见过这种情况。通常是医生们在一起讨论棘手的病例，而护士们仅仅是执行医嘱。

在他与护士们交流完之后，我们在走廊的长椅上坐下来，我调整了一下马上进入面试状态。我已经按我们大家找工作的标准面试流程做了充分的准备：如果他问这个问题，我就这样回答；如果他问那个问题，我就那样回答。为了不至于冷场，我还准备好了开场白和两个笑话。但我所有的战略计划在几分钟之内就被打乱了。伦道夫医生并没有问我问题，相反，他很罕见地谈论起他自己，他以令人惊讶的坦率评价了他自己在美国国家儿童医院的职业生涯。

他告诉我，1964年刚到这儿时，他是首都华盛顿第一个全职小儿外科医生。当时，美国国家儿童医院的外科是由成人医院的外科医生兼职的，他们会在商定的日子来医院给孩子们做手术。这家医院成立于1870年，为华盛顿特区的儿童提供医疗服务，但在将近一个世纪的时间里，它都没有专职的小儿外科医生。直到最近20年，由伦道夫医生执掌外科工作以后，这里才刮起了"旋风"。他在美国国家儿童医院建立了全美首个小儿外科专科医生培训项目；他撰写了全新的关于儿科疾病诊断与治疗的内容；他提出成人的很多疾病也会发生在儿童身上，比如胃食管反流和肥胖症；他在医院建立了最先进的烧伤整形科；他帮助科学家发明了一个全新的神经母细胞瘤（一种致命的恶性肿瘤）分类系统；最重要的是，他还培育了一批又一批年轻的小儿外科医生，并将这些人才输送到美国各地的儿童专科医院，赋予他们强烈的使命感，同时极大地提升了小儿外科医疗服务水准。

他说："你必须得明白，很多人把我当作是一种威胁。"我知道他指的是那些定期来美国国家儿童医院做儿科手术的成人外科医生。"他们把我这样一个只会照顾孩子的人当作竞争对手。我不知道他们是因为担心执业范围缩小会导致他们的收入减少,还是因为他们质疑儿科就不应该有自己的外科专家,或许兼而有之吧。"

我不知道他为什么告诉我这些,是想让我明确自己是否真的要进入这个领域,还是借此想让我知难而退?

紧接着,他又出乎意料地跟我分享了他第一次失去患者的经历。他绷着脸,严肃地描述着那些令人痛苦的细节。那是一个先天性食管畸形的婴儿,他操刀手术,术后婴儿死于并发症。当年,那些兼职的成人外科医生试图将责任通通归咎于他,在医院对婴儿死亡病例进行正式调查时,他们把自己的责任推脱得一干二净。那时,伦道夫医生只有30多岁,与我当时的年龄相仿,我开始觉得他大概是想把我从小儿外科吓跑吧。

伦道夫医生决心自证清白,他查阅了一系列同样先天性食管闭锁患儿术后死于并发症的案例,发现实施手术的恰恰是那些指责他能力不足和玩忽职守的兼职医生。我被他这股不服输的劲儿折服了。

随后,他带我看了他的几位患者,并聊了聊彼此在波士顿儿童医院轮转的经历。"婴幼儿不是缩小版的成人,你不能简单粗暴地治疗他们,"他说,"我的老师格罗斯医生曾经这样告诉我,你一定听说过他吧?"

罗伯特·格罗斯医生是哈佛大学的一位传奇人物,他功勋卓著,是小儿心脏外科的奠基人。我仿佛看到伦道夫医生在波士顿儿童医院跟随格罗斯医生学习的画面,就像我跟随默里医生一样。我当然不可能不认识格罗斯医生,

《小儿外科学》这本权威的教科书就是他写的。

　　伦道夫医生没有直接告诉我是否得到了这份工作，但当他陪我往回走经过食堂时，我一直在琢磨着我该如何和他确认这个问题。回去的路上，我发现医院中庭的人少了，音乐也停了，但这个地方仍然给我某种心灵的归属感。我离开医院时隐隐觉得我将有机会跟随一位新的领军人物投身某种形式的儿科革命。

# 第六章
# 主教练和他的团队

几个月后，我正坐在我的公寓里纠结该吃点什么，是下单我最喜欢的库利治·康勒海鲜店的龙虾卷呢，还是自己炒鸡蛋，做一份芝士通心粉？我跑遍整个美国参加了一系列面试，但我最期待的是伦道夫医生给我打电话并告知我得到了这份工作。我到访过的所有儿童专科医院都很吸引人，但没有医生能与伦道夫医生的魅力相媲美。当我刚把鸡蛋从冰箱里拿出来时，电话响了。"纽曼医生，"电话那头响起了熟悉的声音，"我们面试了十多位医生，他们都令人印象深刻。但我决定聘请你为美国国家儿童医院的外科专科医生。还有，告诉库奇·瑞德这个小子，是他让你得到了这份工作的！"

我差点把手里的鸡蛋摔了。伦道夫医生没说什么其他细节就直接挂掉了电话，我放下电话之后开始哈哈大笑。库奇·瑞德是我大学时的一个好朋友，他现在是弗吉尼亚州北部圣公会的一个牧师。伦道夫医生对工作申请的要求之一是要有一封非医生的推荐信。我曾问过库奇，在信的结尾他是这样写的："说实话,我喜欢和柯尔特一起玩,我写这封信仅仅是因为我希望他能在我附近的地方工作。"

在伦道夫医生的祝福下,我在布莱根和妇女医院又额外完成了为期一年的总住院医生工作,尽管所有人都知道我将来要从事小儿外科工作,但我还是在成人医院获得了这个工作机会。在成人外科额外多待的这一年,让我有更多机会向世界顶级的外科医生学习,帮助我建立信心,锻炼技能。伦道夫医生似乎还是认可美国传统的小儿外科医生培训模式的。在成人外科接受的培训涉及范围更广,实践机会更多,毕竟成年患者数量庞大,手术机会也更多。伦道夫医生在我面试时曾跟我提起欧洲的培训模式,在欧洲,小儿外科成立得更早,专科医生基本上全在小儿外科接受培训,这点很吸引他,但他也知道想要在美国开展这样的培训模式还需要克服很多阻力。对于自己的未来,我感到非常安心,默里医生的忠告我一直铭记在心里。这一年,我将精力都集中于癌症手术,以及带教、指导外科住院医生。

在 1984 年炎热的 7 月,我终于在美国国家儿童医院开始工作了。很快,我就被伦道夫医生对体育运动的热爱所震撼。他把自己的生活和事业都看作一场伟大的比赛。他与孩子的聊天也常常是从华盛顿红皮队或亚特兰大勇士队开始的。他本身就是个运动健将,喜欢和医生们谈论灌篮技巧和策略。他把体育精神充分应用于手术,不停地鼓舞士气,把我们所有外科医生都凝聚在一起。他总是大谈要打赢一场艰难比赛所需要的勇气以及团队合作取胜带来的荣耀。

虽然我不是一名运动健将，但作为一名体育迷，我听得津津有味。那个夏天，我每天都能感受到一种积极向上的能量，而这种能量只有在我小时候参加体育运动时才真正感受过。伦道夫医生就像是个教练，他知道每场比赛的每一个细节，他了解每一位球员的强项和短板，他能启动正确的开关来激励和鼓舞我们。在外科医生更衣室，我们换上手术服，这就是我们的比赛制服。在手术之前，我们会开一些善意的玩笑来增强凝聚力和放松紧绷的神经。团队成员的稳定发挥是手术成功所必需的——从手术器械的无缝传递，到麻醉医生和外科医生之间的合作，甚至是经历 8 小时手术之后我们疲惫地击掌鼓劲。

伦道夫医生特别热衷于对烧伤患儿的治疗。在我第一次和他一起查房时，他拉着我，穿过大厅，径直走向烧伤整形科，去看一位名叫埃迪的 10 岁男孩，这个男孩全身 70%被烧伤了。伦道夫医生告诉我，埃迪已经完成了第一次植皮手术，现在正在恢复过程中，而这只是他以后漫长的换药及伤口愈合过程的一部分。反复手术的剧痛、长时间的住院以及毁容本身带来的创伤，都使得这个孩子的身心饱受煎熬。

在我们走向埃迪房间的路上，跟随伦道夫医生查房的队伍越来越长。手术医生加入了我们，然后是照顾埃迪的两名护士、一名社会工作者、一名教师以及一名整形外科医生。伦道夫医生突然停下来，环顾四周。我已经注意到他十分重视护士的建议和意见，我猜他最后应该还有一些问题要问主管护士。

"汤姆在哪里?"他一边说着,一边用眼睛在走廊扫了一圈。

开始,我以为汤姆是另一位社会工作者,毕竟在我的职业生涯中,我从未见过哪个医生会如此关注与患儿有关的诸多细节。在转角处,神秘的汤姆出现了,原来汤姆是一名医生。

"沃尔什医生,艾迪今天的疼痛等级是多少?"伦道夫医生问他。

"七级疼痛。"

"我不想再看到他皱着眉头了。"伦道夫医生说。

"杰德森,我们都知道,对于这样的病例,疼痛管理是至关重要的,只要我们做得好,就不用担心药物成瘾问题。"

伦道夫医生想了一会儿,大概是在权衡使用止痛剂的利弊。"我们每个人都要仔细观察这个孩子,"他说,"你们都同意吗?"

"我们一直都是这样做的,"沃尔什医生马上回答道,"我们会每天重新评估,然后尽快把止痛药剂量调下来。"

我现在才明白沃尔什医生是一位心理治疗师,如果埃迪对止痛药产生依赖性,他就得帮助艾迪进行棘手的戒断治疗。伦道夫医生关注的不仅仅是病患身体的康复,他还考虑到了长期应用止痛剂可能会导致药物成瘾的问题。

当我们挤在埃迪床边时,我注意到伦道夫医生一直在与沃尔什医生进行眼神交流。当他们结束交流,我们一起离开房间时,他立刻转向沃尔什医生:"你觉得艾迪能承受自己外貌的变化吗?"

"他是我遇到过的最坚强的孩子之一，"沃尔什医生说，"但是我们要等皮肤移植结束之后，才能开始减少止痛药的用量。如果你的医生有办法能快速地把创面包扎起来……"

烧伤患者皮肤一般会留下明显的疤痕，伴随而来的就是沉重的心理创伤。伦道夫医生不仅考虑到了患儿的心理需求，他还把这些需求放在了首位。他一再告诉我们，每一次身体上的手术都会引发相应的心理创伤，他认为生理与心理问题必须同步解决。在当时，这种全人治疗的理念是相当超前的。

这是我在美国国家儿童医院工作的前几个月中令我印象最深刻的事情。我第一次见到团队里非手术成员的意见能得到如此尊重。根据我在成人医院的经验，外科团队一般只重视术前准备、手术注意事项以及术后检查的结果。在这里，我知道了成功的治疗应该具有更丰富的内涵，每一次医疗干预都不仅仅是解决某个器官眼前所存在的问题，它必定会对孩子的整个未来产生多重影响。我们是否能经常像孩子父母一样为孩子做长远打算，考虑到他们长大成年以后的一切，包括工作、恋爱、奋斗和幸福？我确信伦道夫医生为他的每一位患儿都认真考虑过这些。

漏斗胸是一种先天性的胸部畸形，患者的肋骨和胸骨生长异常，因此患者胸部中间看上去就像是个凹陷的漏斗。有的漏斗胸在出生时就存在了，有的可能到青春期才显现出来。漏斗胸虽然一般不会危及生命，但确实会让青春期孩子感到十分难堪。后来，我意识到伦道夫医生对于儿童的病耻感有一套非常成熟的评估标准。每当有家长带着漏斗胸的男孩或女孩来就诊时,我都能感知到伦道夫医生会根据儿童自尊心的评估结果来决定手术方案。他知道有些孩子成长为青少年以后,在他们去更衣室、沙滩、约会时,自尊心会被强烈的病耻感所淹没。其实,漏斗胸的手术,除极少数因胸廓畸形影响心肺功能的情况是出于医疗的角度外,其他大部分患者是出于整形的目的。

　　一天,一对夫妻带着他们10岁的孩子来医院找伦道夫医生咨询,当时我刚好在场。这个男孩的胸部明显凹陷,当他脱下衬衫接受检查时,脸一下子涨得通红,男孩父母也显得慌里慌张,很不好意思地说他们的儿科医生曾经告诉他们千万别去找伦道夫医生,因为众所周知他对漏斗胸的手术干预总抱着非常积极的态度。儿科医生建议这对父母,不值得让他们的儿子去冒手术的风险,只要让男孩自己坚强面对身体缺陷就可以了。

　　"我们的儿科医生说我儿子应该接受他自己的身体。"那对夫妻说道。

　　听到这里,伦道夫医生若有所思。他转过身来,摸了摸男孩的头发,向他眨了眨眼,这是伦道夫医生的招牌动作,总是能够帮助紧张的小患者平静下来。他只是简单检查了一下男孩的身体,甚至都没有拉起衣服看他的胸口。随后,伦道夫医生转向了男孩的父母,问了一系列问题,比如他们有没有想象过孩子将来参与运动、约会和社交的一些情景,比如他们有没有计划在未来带孩子去海滩度假。

　　父母如实回答了这些问题,在他们和伦道夫医生进行交谈的过程中,我感觉到他们慢慢放松下来了。

然后,伦道夫医生转向那个男孩:"你一点也不想在公共场合脱掉你的衬衫,是吗?"

泪水瞬间涌上了男孩的眼眶,他快要哭出来了。

"没关系,我理解,"伦道夫医生说,"我也不喜欢这样。你别担心,我们会把你治好,以后你就再也不用为这些事情而感到难过了。"

伦道夫医生总是能让这些父母如释重负,让他们自己寻找答案来平静内心,而更巧妙的是,他不着痕迹地替这位男孩考虑,对他的处境感同身受,这赢得了男孩的信任。最后,他总是乐于告诉患儿父母:虽然目前还没有人能证明漏斗胸的手术能够改善心肺功能或运动能力,但凭他自己的经验,他相信这两者之间确实存在极大的相关性。我知道他会拿着自己经手的患者资料去跟几家保险公司据理力争,让保险公司支付手术费用,因为他认为这样的手术是非常有必要的。一般来说,他能成功说服保险公司。如果不能成功,他也会从与医院合作的慈善机构中为这个家庭寻求基金资助。

无论是烧伤还是疤痕,漏斗胸还是畸形足,伦道夫医生教导我们不要只着眼于孩子现在的病情,还要考虑孩子长大后的远期影响。当时,我还没有成为父亲,甚至还没有女朋友,但我知道如果我有孩子,我希望我的孩子能够获得这样的治疗。

我在这儿发现了这样一种医学哲学:不能感情用事,然而要欣然接纳多愁善感。这是伦道夫医生的小儿外科世界

与我所经历过的成人外科世界之间的根本区别。并不是说
我从来没有在成人医院看到过因为患者而心碎的医生——
看着长期治疗的患者离世或正在承受极大痛苦时，即使是
再坚强的成人外科医生也会崩溃，但绝大多数成人医院的
医生依然遵循一套临床方法论来避免多愁善感的情绪影响
医患关系。在伦道夫医生这里，情感与理智从一开始就是
携手同行的。后来等到我自己为人父母，我才深切体会到
伦道夫医生对患儿及其家庭的善意。

**第七章**

# 永远不要相信记录

在我身边工作的都是全美最顶尖的医生，因此，对我来说，轻易接受我碰到的或转诊给我的病例的已有诊断是一件很自然的事情。我有什么资格去质疑这些令人钦佩的医生所做出的诊断呢？在那个年代，接受培训的医生都应该顺从上级医生。但我很快就知道，想要在现在这个医疗团队中成为出类拔萃的一员，需要质疑精神。

杰西卡刚出生时就开始住院，到现在已经有六个月。不管护士和营养师如何努力，她们都无法使杰西卡的体重有所增加。杰西卡出生后不久就开始一直不停地呕吐绿色胆汁，外科医生发现她的肠道因为两处闭锁而出现肠梗阻，所以她在刚出生的第一天就经历了第一次手术。在正常肠道发育过程中，会有一条长长的连续的管道从胃部一直连到结肠。只有在极少见的情况下，婴儿的肠道会有一个间断，这就是我们所说的肠道闭锁。而杰西卡的情况是她的肠道内有两处间断，必须要把中间那一长段游离的肠道的两个末端重新连接起来。这种情况极为罕见，一个外科医生一辈子可能也就只能遇上一次。肠道有一个间断可以说比较常见,但是肠道发生两处间断的情况几乎从来没有听说过。

杰西卡的外科医生通过手术为她重建了一条连续的肠道,他们对外科手术的技术很满意,但令人困惑的是,后来这六个月中,杰西卡的身体状况却没有得到任何改善。于是,外科医生又对杰西卡做了几次腹部探查手术,通过静脉持续输注营养液。虽然她还活着,但还是一直在呕吐绿色胆汁。杰西卡的医生确定她的肠道已经不存在解剖学上的梗阻,但他很困惑,不知道该怎样做才能使她的肠道功能恢复正常?

我没有直接参与这个病例的诊疗,但这是我身边沮丧的外科医生们讨论最多的话题之一。一天,我正和伦道夫医生一起查房和回顾病例,他把我拦在新生儿重症监护室的走廊上,走向那个婴儿的房间。我瞅了一眼并在心里想,他可能对这个令大家都非常困惑的病例有了新看法。

"我想让你用全新的视角再去看一下这个住在新生儿重症监护室的两处肠道闭锁的小女孩,"他说道,"你就假设从来没有人诊治过这个孩子,虽然有那么多优秀医生一直在跟进这个病例,但有时候新的视角就是最好的视角。忘记所有病史,重新审视。"

他的指示让我感到震惊,在他的亲自指导及参与下,有那么多优秀医生一起诊治,难道还存在出错的空间吗?

当我第一次走近杰西卡的保温箱时,感到有一丝局促。我还能提出什么新的尚未考虑到的观点呢?为什么要我来？但我明白这是他给我下的命令。

我花了几天时间，与每一个参与诊治这个病例的人进行交流，反复阅读每次病程记录和每张图表，想象医生们在缝合她肠道两端时的场景。我反复检查杰西卡，从她的反应中，从她的眼睛中，寻找她对我们隐藏的那些难以解释问题的蛛丝马迹。

有一天早上，我站在杰西卡面前，一直在祈求这个小生命能快点揭开她的秘密，我突然仿佛看见外科医生打开她肠道的画面，我认为这就像意念视频一样在我脑海中全部呈现出来，第一次肠道手术可能并没有考虑到一个最简单的事实：作为孕 10 周的标志，肠道开始在宫内生长发育，然后旋转回到腹部其天然定位处相连接。这让我突然想到，手术团队可能做了一个反向的肠道连接手术，他们可能没有考虑到肠道发育后在子宫内旋转的问题。这意味着自从那次手术之后，那段被修复的在两段闭锁肠道之间的肠道一直在反方向蠕动，这看起来似乎不太可能，但好像至少是一个靠得住的解释。

为了验证这一点，我们医院的一位放射科专家布鲁斯·马克尔医生建议通过往杰西卡直肠灌入造影剂进行观察。我们聚集在一起，实时观看造影剂到达了有问题的那部分肠段。令人惊讶的是，造影剂被向上反推到了胃里，而不是向下推入肠道！绝大多数情况下，因为肠道的蠕动方向是向下的，造影剂会被完全排出肠道，但杰西卡肠道的蠕动方向却是向上的。

现在，我们确认外科医生们犯了一个简单的错误：反向缝合了这段肠道。我们很快就安排了一个新的手术，把那段肠道的两端切开，然后进行翻转后重新缝合并进行正确布局，我们非常有信心，手术后整个肠道可以按照正确方向蠕动食物。

当杰西卡终于第一次排出绿色便便时，我的传呼机收到了来自新生儿重症监护室的信息。我冲上楼，看到她父母手里捧着装有排泄物的小尿片，就像捧着圣物一样。

"我要把这个大便镶上青铜框。"她妈妈拥抱着一位敬业的护士说道。

伦道夫医生也来了，他告诉杰西卡父母，他一直在为自己没能发现问题而后悔不迭。

那一刻，我想偷偷地从房间溜走。我是不是在自己老板前面显摆了？虽然我知道他不会介意，但站在那里我还是感到很尴尬，毕竟我比任何一位参与诊治的医生都缺乏经验。

"是这个家伙发现了问题，"伦道夫医生指着我对杰西卡父母说道，"我听说他在波士顿的时候，大家习惯叫他外号'闪回'，因为他的动作实在太慢了。现在，他永远消灭了这个外号，从现在开始我要称他为'新鲜的'。"

我本能地有点紧张。这个外号是指聪明的人，还是自作聪明的人？

"新视角。"然后他又加了一个名词。

他布置这个任务给我，但是，最重要的是，他坚持让我从头开始来完成这个任务，如果是其他人用同样的方法也可能解开这个谜，但这件事对我产生了重大影响，从此消除了我在智商上的偏见。

杰西卡父母对我们的支持程度让我感到惊讶，他们没有任何尖酸刻薄的话，没有怨恨或指责。伦道夫医生一直都非常坦诚地对待他们，他们也知道所有医护人员都倾尽全力地在帮助他们女儿。最为重要的是，杰西卡最终被治愈了，迈入了正确的轨道。

"永远不要相信记录，"伦道夫医生看着我们，跟我们一一对视，"永远不要相信这该死的记录。"他说话时摇了摇头，他话中的含义让我深思。

解决疑难病例存在的问题需要医生质疑原始的及后续所有的诊断，你必须质疑你自己和你周围人做出的诊断，伦道夫医生还郑重其事地告诉我们甚至要质疑他做出的诊断。

这种基于合作的质疑，也被称为令人尊重的不信任，是我之前从未经历过的。但在伦道夫医生团队里，这是必须遵守的金科玉律，甚至患儿父母也是重要的质疑人。伦道夫医生一再强调，"不要相信任何人"应该成为每个医生的核心原则，而不应被视作轻视或者傲慢。伦道夫医生希望每双眼睛都能成为一双探索的眼睛，让大家仔细审视他的工作。在我受训早期，如果这样做可能要冒一定的风险，但在这里却被认为是好的、新鲜的、正确的。

▶▶▶ 第八章

# 如果你会教学

　　如果你初出茅庐就到了一家教学医院工作,那么你大概要花两周的时间把自己调整成年轻医生该有的"样子"。当你走进患儿病房时,家长们会教你怎么做。开始,他们会用怀疑的眼神打量你,然后转变成不信任的神情,最后皱着眉头讨厌你。为什么会这样呢? 这些父母基于你刚走出校门这个事实,认为你经验不足,当然也不可能成为诊治他们孩子的最佳医生。

　　假如我是患儿父母,而不是在教学医院工作的医生,当看到像我自己这样的年轻医生时,可能也会有相同的反应。在美国国家儿童医院做专科医生的两年时间里,我经常看到那样的表情,在我两年专科医生培训快结束时所遇到的一位警官最令我感到恐惧。因为我看起来比我的同事都显年轻,尽管我已经调整我的穿着打扮甚至走路姿态,但还是无法呈现出那种头发花白、有经验的医生所具有的庄重感。

　　这名质疑我的警官是一位婴儿的父亲,他的儿子患有肠梗阻,大便十分坚硬,因此排便时会很痛苦,是肠道危机的明显迹象。当我在新生儿重症监护室检查患儿时，这位父亲就站在我面前，身着制服，看上去就像白宫门口的警卫，他用不信任的眼神看着我对他儿子所做的每一次触摸和检查，质疑我的能力。

我知道，像他这样带着孩子来到一家教学医院的患儿父母并不清楚，其实我不会做任何关于他儿子诊治的最终决定。上级主任医师会知晓每一个需要手术患者的情况。那天晚上，这个患者的上级医生就是坚守在医院的伦道夫医生。主任医师或外科负责人总会在现场指导手术，而且他们常常会亲自做手术。

我有一种不祥的预感，这个男孩可能不仅仅存在单纯的肠道问题，可能还有更严重的疾病——囊性纤维化病。根据那时我对囊性纤维化病的了解，这种病症通常在学步幼儿期发作，表现为肺部阻塞和感染；但在婴儿期，有时仅仅会表现为肠梗阻。外科医生不能完全成功治愈这种疾病，但会参与其并发症的治疗。在波士顿儿童医院培训时，有家长将他们儿子的死亡归咎于我。自那时起，无论是在知识上，还是情感上，我对囊性纤维化病一直保持着浓厚的兴趣。每次看到囊性纤维化病或者疑诊此病的患者，我都想竭尽全力攻克它。某些病症会成为医生的特殊挑战：你一次又一次地见到这些病症，你自然而然会对这些病症的患者抱有不一样的情感。

我不敢向孩子的父亲说出我的怀疑，但我必须考虑囊性纤维化病的可能性，即使可能性不高，我也会向伦道夫医生提出我的评估意见。

但比较麻烦的是，那天晚上，伦道夫医生出去参加筹款活动了，没有在医院。更糟糕的是，伦道夫医生没有带寻呼机，手机在那个年代还没有普及。不过只要伦道夫医生离开医院，他的秘书都会留下活动举办方可用于联系的电话号码。我们知道只有在真正紧急的情况下才可以去麻烦他，通常也需要花费很大努力才能追踪到他。现在就是紧急时刻，而那个令人害怕的父亲更是加剧了我立刻向伦道夫医生汇报的冲动。

"我们必须很快给您孩子动手术，"我告诉那位警官，"但是，我需要找到我的上级伦道夫医生，征求他对患者情况的评估意见。"

一说完，我就马上意识到自己对内部工作流程的解释有多么糟糕。这位警官的脸上露出了恐慌的表情，混杂着些许鄙视。我刚刚的确表现出我经验不足或者应对不恰当的样子，或者两者兼而有之。

他沉默地盯着我。

"我会马上回来。"我说道，当我离开房间时，我试图假装冷静，但我知道为时已晚。

通过伦道夫医生机灵的助手，我们给俱乐部打了好几个电话，最终接通了俱乐部领班电话。

我描述了伦道夫医生的外貌，一个容易辨认的、满头灰发的高个子男人。俱乐部领班告诉我，在那个瞬间他看见伦道夫医生正坐在椅子上，这让我松了一口气。

"纽曼医生！"不一会，我就听到伦道夫医生在电话那头叫我的名字，他的语调还是像我们第一次见面时那样地温暖和舒服。

"伦道夫医生,我这里有一个小婴儿,我的直觉告诉我,这可能是个囊性纤维化病患儿,需要立刻进行手术,"我说道,"他的胎粪很硬,但肺看起来没有问题。我们无法通过灌肠解决肠道梗阻问题,我认为他需要通过手术来解除肠道梗阻。"

"好的,你把患者准备好,我马上就到。"他说。

"伦道夫医生,"我说,"小孩子爸爸是个人高马大的警察,我觉得他很想见你,想见这里负责的人。"

挂电话时,我听到了他咯咯的笑声,现在他已经很习惯这样的场面了。父母经常抗拒那些看起来很年轻的外科医生,他们并不知道我们只是一个大团队的前锋,高年资外科医生或外科主任会在旁精心监督指导或者亲自做手术。

我通知了团队其他人员,与麻醉医生一起会诊,最后一次检查了婴儿的生命体征。然后,我去等候室找婴儿的父亲。这位警察的妻子经历难产之后还躺在医院的病床上,她授权给她丈夫做所有决定。

"先生,我们必须要为您的孩子做手术了,"我说道,并强调是"我们"。在这会儿,他看起来好像更高大魁梧了。

"我们? 我们是哪些人?"他问道,"你们做过多少次这样的手术?"

就在这瞬间,我看见伦道夫医生正走进手术室区域,他还穿着筹款晚会上穿的无尾晚礼服,如果有个喇叭播报他即将出场,那看起来会非常完美。

他朝我们走来,向这位警官伸出手。这位警察顿时从一个世界重量级拳击冠军的样子转化成了一个身心疲惫、充满焦虑的父亲。

"这个男人穿着得体,一看就非常合适为我的孩子做手术!"他说道,努力挤出一个笑容。

伦道夫医生也朝他笑了笑,我如释重负地松了一口气。这时,那位警察轻轻地拍了拍我的肩膀。

婴儿的手术过程很顺利,同时也确诊了囊性纤维化病。等他复苏后,我们为他组建了一个由肺科和囊性纤维化病专家组成的优秀团队,婴儿的肺部和肠道问题需要接受长期的治疗和管理,这种新的治疗方法能更好地控制囊性纤维化病。

这个状况也给我上了一课,我应该放弃尽力让自己看起来比较老到、比较聪明的想法,我必须接受真实的自己,直到我赢得患儿父母的信任。术后,我和伦道夫医生进行了必不可少的聊天,他和我分享了他年轻时也经历过类似的质疑,长期以来,他一直在医院里随叫随到,通过这种方式来消除患儿父母对教学医院的恐惧。

儿科教学医院是住院医生和医学生们学习儿科医疗护理的医学中心,涵盖了所有专科,包括眼科、肿瘤科、麻醉科、整形外科、物理治疗、营养科、心内科等,医生、护士和药剂师都会在这里完成儿科轮转培训。这里是进行创新、发现和探究的中心,所有人都致力于促进和改善儿科医学这个共同的愿景。很多家长担心医院会让那些缺乏经验的新晋住院医生在可能缺乏监督指导的情况下独自完成手术和治疗。时至今日,对新来的又有能力的住院医生将可能在最低限度监管下进行外科手术或治疗的恐惧也一直困扰着很多顶尖的学术型医院。但正因为了解自己所做的工作，我想我会让自己的孩子一直在教学医院里接受治疗。

在教学医院，永远会有人提出新的问题，永远需要去求证各种假设，鼓励大家互相辩论、不断创新。儿科教学医院可能看起来比较乱、比较嘈杂，医生和护士们会永不停息地跟患儿互动。以我自身经验看，医生在教学时会不断地重新审视每一次医疗互动，会从中发现或取得更好的治疗结果。在教学医院工作的医生必须保证自己的专业水准永远处于专业领域的领先位置。在很多情况下，早在一些治疗方法普及之前，他们就已率先创新地开展新的手术方式或治疗方法，且手术成功率往往更高。

伦道夫医生曾说过，他接受过许多渴望成功而又自命不凡的人的挑战，而这些挑战让他成为一名更好的医生。他不仅是在教我们，而且在教的同时也在精进自己的技术和判断力。因为在面对尖锐的问题和源源不断的质疑时，你必须解释清楚事情的来龙去脉，这迫使你去挑战自己的假设，而且在这个过程中你会受益匪浅。

几年后，我在乔治城碰到了那个警察，乔治城是华盛顿特区附近的一个历史街区。那是个超级碗星期天（超级碗（Super Bowl）是 NFL 职业橄榄球大联盟的年度冠军赛，胜者被称为"世界冠军"。超级碗一般在每年 1 月最后一个星期天或 2 月第一个星期天举行，那一天被称为超级碗星期天（Super Bowl Sunday）。在北美印第安人队获胜后，我看到他穿过马路，正在现场维持秩序。我已经喝了一两瓶啤酒,所以我很快就鼓足勇气向他走去并问起他儿子的情况。

他立刻认出了我,给了我一个大大的熊抱,他说尽管孩子的病情是如此棘手,但他自己还是挺过来了。现在孩子基本每年去医院做一次治疗,清洗肺部,以降低发生感染的风险。

然后,他变得严肃起来。"你知道吗?"他说,"如果那时你也穿着无尾晚礼服出现在我面前,我会很感激的,那是我家小宝贝应该得到的尊重。"

他说的时候没有笑,表情很严肃,我多年前曾感受到的那种恐惧瞬间又涌上心头。然后,他捧腹大笑着又给了我一个熊抱,差点把我刚喝下去的啤酒挤了出来。

"下一次,我希望不会再有下一次了,但如果有,我答应你,我一定会以恰当的方式向你的小宝贝致敬。"

那些年,我有好几次在华盛顿特区的其他地方遇到过这个警察,都不是在医院,而是在他巡逻的时候恰好遇到。每一次,他都会提到无尾晚礼服这个梗。有一次,我们还认真讨论了教学医院的运作机制和优势,显然,他已经成为教学医院的一名真正信奉者。

"我以前没有贬低你的意思,医生,"他带有某种歉意说道,"我只是断章取义,以貌取人了。"

▶▶▶ 第九章
# 你永远不知道一只青蛙能跳多远

　　儿科教学医院往往会吸引那些从事小众而又复杂临床操作的超级明星医生。那些想掌握某种特定类型癌症治疗方法或者脑外科某种罕见手术方式的年轻医生往往会寻找并锁定德高望重的导师。这就带来了创新，因为年轻的超级明星医生们通常会在学习那些技能和技术后再加以改进。伦道夫医生因为有数种这些手术而享誉全美，尤其在食管手术方面声名显赫。正由于他的名望，我们有幸见识到很多食管手术，以至于后来我觉得自己也已经掌握这些手术方法了。他经常需要在同一个孩子身上做多期手术，甚至在他们长大成人以后还需要做手术。对于接受多次重建大手术的孩子来说，不断经历矫正手术和并发症是一种常态，起初我对他如此深入地随访一些患者的生活感到非常惊讶。

　　在美国国家儿童医院工作几年之后，我渐渐意识到儿童医院这个名字其实有点名不符实，因为它没能很好地覆盖我们所诊治患者的年龄跨度。在出生时患有先天性疾病或者在童年时期患病一直延续到成年的情况并不少见,有时是因为在儿童时期的疾病治疗非常成功。以前,囊性纤维化患者很少能在童年时期存活下来,但是随着治疗成功率不断增加,一些患者可能会到四五十岁时还回到我们这里继续接受治疗。以前,患有先天性心脏病的婴儿往往会在出生几天或者几周内死亡;但现在,在医院大厅,我们会时不时地遇到一些曾患有先天心脏病但已经三四十岁的成人继续到他们的终身心脏专家那里就诊,因为只有这些专家才能充分知晓他们的病史并理解他们共同经历过的挣扎。

16 岁女孩安就是经常定期回到美国国家儿童医院就诊的患者之一,当她还是婴儿时,伦道夫医生就开始为她做手术。她在 10 岁前经历过一系列手术,最后一次手术终结于伦道夫医生决定切除有缺陷的食管做完全结肠间置术。之后几年,安的情况都非常好。我们得切除一段结肠来替代食管,然后把切下的结肠重新缝合。安的食管置换手术进行得很顺利;但手术之后,因为肺炎,安又多次回到医院接受治疗。安的医疗团队一直找不出手术与疾病之间可能存在的因果关系。一系列影像学检查提示重建的食管完整且功能正常,但是她在一年之内第六次因为肺炎而住院时,大家都感到十分困扰,不知道究竟是哪里出了问题。

伦道夫医生再次让我用全新的视角去研究这个病例。我用了好几个小时研究她的病程记录和放射检查结果。在看了 10 多次片子后,我认为我看到她胸腔中部有一个可疑的阴影。我又给她做了一次 CT 扫描,通过影像,我判定这是原有食管的一部分被遗漏在她身体里了。我怀疑这个残余物被黏液填满后黏液溢入她的肺里，导致肺炎发生。

我把片子拿给伦道夫医生，说出我的怀疑。我看着他在认真地研究CT片子，没多久，我就注意到他虽然在努力克制但还是咧嘴笑了。他转向我，我期待着能听到某种赞美，可以让我在医院大厅得意地走上好几天。

但是，他说了一句令人困惑的南部俏皮话："嗯，我想就算是瞎猪也能时不时地拱出松子来。"

我与脑海中浮现出的画面搏斗了几秒钟，竟然找不到合适的话去反驳他，我从没见过瞎猪，但把我和瞎猪相提并论让我的高兴劲戛然而止。

在我短暂的从医生涯中，我已看到许多医生不停地炒作他们的手术和治疗水平，他们被这种虚假的能力所迷惑，处于扮演上帝、拯救生命的自我意识中，这是非常棘手的，因为父母的感激之情会令人难以抗拒。而伦道夫医生用瞎猪来调侃我，正好切断了我通往自以为是的任何弯路。

如果个人素质可以制度化，我想伦道夫医生会竭尽所能让谦逊成为美国国家儿童医院外科医生的典型特征。伦道夫医生非常严格地坚持每位医生都必须对每位患者负责的态度，这给我上了一堂谦逊的课。主人翁意识是每位父母为其孩子寻医问药过程中最看重的特征，不管是儿科医疗提供者、外科医生、新生儿重症监护室护士，还是泌尿外科专家。对于越来越没有人情味和越来越需要团队合作并逐渐被其吞噬的医学来说，伦道夫医生认为这是一味解药。当你站在一个病例面前时，这个病例就属于你，你最好掌握这个病例的每个细节，当作是第一次接诊这个病例。

伦道夫医生的另外一句口头禅是："你仅仅通过看，永远不知道一只青蛙能跳多远。"当我们讨论那些前途未卜的患儿和特别复杂的治疗或技术时，他经常会说这句话。他这样说是为了提醒我们，在手术时要保持乐观的心态，我们要记住利用儿童的优势和自愈力，努力将看起来虚弱的青蛙转变成一个跳远冠军。在教学医院工作的资深医生们往往喜欢开设跟医学技术课程一样多的医德伦理类课程，他们中的很多医生本可以跳槽到另外医院工作，拿到更高额的报酬，但因为教学带来的满足感让他们继续留在这里。我经常告诉患儿父母不应该忽略儿科教学医院在教学方面的考量，可以这样说，你到儿科教学医院就医，你是花一份钱，得到了两份服务——资深导师和年轻明星医生的精诚合作。

我人生中最开心的时刻之一就是和伦道夫医生在手术前一起刷洗手臂时。手臂刷洗是预防感染的一个必要程序，但伦道夫医生把这当作是外科团队活动的热身仪式。他敦促我们把自己视作运动场上球员，在赛前把身体拉伸开来，为即将到来的比赛做好全身心准备。当我们在刷洗手臂时，我经常和伦道夫医生一起预演手术，设想手术步骤及可能发生的各种挑战。

有一天，我们正在刷洗手臂，我决定向伦道夫医生追问那个青蛙故事的起源。我刚刚看过我们的一个患者，他简直就像电影里播放一样快速康复。他出生时就患有一系列问题，在伦道夫医生手下治疗了好多年，现在已是一个十几岁的青少年,正经历着对女孩子的第一次迷恋。我笑着想到"你永远不知道一只青蛙能跳得有多远"。

我原以为伦道夫医生是在田纳西州成长过程中听说了这些与动物有关的格言的。在我们刷洗手臂时,我告诉他这个男孩就像是这只典型的青蛙——他排除万难,现在跳得又高又远,并追问他这个关于青蛙格言的出处。

"威尔逊老先生会为这个男孩感到骄傲的。"他说道。

我疑惑地问威尔逊老先生是谁。

"当我还在医学院读书时,我晚上会在养老院勤工俭学,"伦道夫说,"这家伙是我见过的脾气最差的人之一,他让我这一整年都十分难熬。我帮助他起床时,他会告诉我我不具备当医生的条件;当我给他吃药,向他解释药片的作用时,他会告诉我他从来不相信我是个医生;当我给他解释一些管理关节炎的小技巧时,他会告诉我他听不懂我在说些什么。在我将去哈佛大学做住院医生前的一天,他正坐在他病房前面的摇椅上,我告诉他我将要去哈佛,他皱着眉头看着我,好像要往地上吐唾沫似的,然后看向远处并说道'好吧,我想你永远无法从他的外表看出一只青蛙能跳得有多远'。"

原来伦道夫医生把自己也当作一只青蛙!对于我和其他许多人来说,我们更多地把伦道夫医生视作一个完美的化身,而不仅仅是一个凡人,因为他身上展现了一种我们渴望效仿的从事儿科医学的方式。他的想法通常是另类和非常规的,他总是想着与那些他认定的志同道合的人一起如何为患儿们提供最好的医疗服务。

在美国国家儿童医院,我们周围到处是这样跳跃着的"青蛙",伦道夫医生就像纳什维尔炎热的夏夜一样热爱着他们,伦道夫医生也正是为了这个才留在这里。我们在美国国家儿童医院进行专科医生培训的许多医生也被传染上与他一样的热度。虽然儿科医生可以过上不错的日子,但如果他们在别的地方工作,他们的收入会更高,如成人医学和面向成人的医院。父母们应该意识到这一点并发现其价值。现在,在职业生涯中你很少能遇到为了自身满足感而接受较低薪酬的人。这就是这些跳跃着的青蛙之魅力所在,父母们应该拥抱这种额外的能量和这个理念所带来的对他们孩子医疗方面的关注。

伦道夫医生是一位独特的高效激励大师,但有必要时,他也会非常严格。他的训斥对我来说非常重要,是我学过的最有效课程,从某种角度来说,相比于他用幽默方式教我的许多重要事情,他的训斥对我职业成长的影响更大。

在我骄傲地发现安的食管残留物不久,一件令人难忘的事情发生了。我分管的一位患有先天性肾畸形的男孩,他父亲是浸会牧师。他的肾脏重建手术非常棘手,所以主刀的泌尿外科医生团队打电话给伦道夫医生请求协助。当手术涉及其他器官时,像我们这样专业为腹部和胸腔的小儿普外科医生就会接到这样的电话,而这个病例是因为修补肾脏或者重建一个新膀胱会涉及肠道和胃。更重要的是,伦道夫医生接受过小儿普外科和小儿泌尿外科的双重培训。这个手术的一部分是在男孩肾脏内插入一根管道,以确保防止感染和尿液反流。虽然我们通常不需要做泌尿外科手术,但伦道夫医生还是要求我们这些年轻医生去亲眼观摩整个手术过程。他认为小儿普外科医生应该对手术和治疗有一个整体综合观,并要求我们为手术过程中所有可能发生的情况做好准备。

手术后第一天,我在给这个男孩查房做身体检查,当时他父亲也在病房里,看起来好像比较满意,因此我跟他们聊了聊大西洋海岸联盟的篮球队。

"你们这里有一些很好的医生。"他说道。

我自豪地点点头,并说伦道夫医生真的全都看过了,你不可能找到比他更好的导师了。

我很享受这样的聊天,然后我简单粗略地看了男孩一眼,他的生命体征稳定,切口很干净,尿液在引流管中,他的疼痛也控制得很好。

我和他父亲握了手,不久我就下班开车回家了。由于工作关系我能够认识这些人,我感到很高兴。

快半夜时,我接到了伦道夫医生的电话。"柯尔特,那个牧师的孩子。"他说道。

我的心沉了下去,这孩子出什么问题了? 我有看错生命体征吗?

"他的管子掉出来了,"他说道,"你马上回到医院,他父亲说你是最后一个看过他孩子的医生!"

我永远都无法理解伦道夫医生是怎么知道电话那端默不作声的我在想些什么的。我当时想的是:这个管子又不是我插的,是泌尿外科医生插的;我去看那个孩子只是出于好心礼貌,这又不是我应尽的义务。为什么半夜里必须是我跑到医院去,而做这个手术的医生却可以坐在家里看篮球赛?

"这是你负责的病例,柯尔特。"在我找到理由开口说话前,伦道夫医生说道。

在我开车回医院这 20 分钟车程中,我一直努力去理解他的逻辑。难道不应该是泌尿外科医生对这个病例和这个错误负责吗?难道不应该让他们来背这个锅吗?

当我重新把管子插回去时,肯定已经过凌晨两点了。我走回到等候室,看到男孩父亲十分清醒地站在那儿。刹那间,我感受到了父亲对孩子深不可测的爱,我也明白了伦道夫医生想让我知道的是:我们必须对自己接触过的所有患者全权负责。

我在给患者查房时没有为这个患者做适合的检查和治疗,没有及时发现引流管道有脱出的可能,那就意味着我要和那个在起初没有把管子插好的泌尿外科医生一起承担责任。我没有揭开敷料检查缝线,没有检查管子固定是否牢固。伦道夫医生的训斥一直伴随着我成长,它也伴随着几乎所有与他共事过的医生。伦道夫医生是位集谦逊、乐观、勤奋于一身的朴实医生,他的医德建立在全面问责的基础之上。

"你有责任,柯尔特。"在我之后的职业生涯中,他的话一直在我耳畔回响。无论是作为主诊医生还是会诊医生,他这种主动承担责任及致力于改善所有他接诊的孩子生命质量的强烈愿望,使得伦道夫医生变得与众不同。我也学会了在我们医院的看护者、新员工、医院职工及我的助手身上寻找这种强烈的愿望和责任心。这不是与生俱来的,但我逐渐意识到,这是优质儿科医疗的基本前提。

有一天晚上,我回家很迟了,在查看信件时发现有一封信,是伦道夫医生的字迹。我一边打开信封,一边期待着来自导师的祝福。

我在小小的厨房里给自己倒了一杯啤酒,那时候肯定已经过了晚上 10 点了,但在经过忙碌的一天之后,我还是很想喝上一口啤酒,我从信封中拿出了一张索引卡(美国一种常用的文具)。

我把它翻了过来,上面缝了八针——准确的八针,我一下子就知道我做错什么事情了。

在那之前,我为一个小男孩做了一个颈部囊肿切除手术,我缝合切口用了八针。那八针缝线保留时间不能超过五天,因为在脸上或者脖子上的缝线如果保留久了就有可能留下肉眼可见的疤痕——那种像"火车轨道"一样排列的疤痕。一旦儿童自我意识增强及进入校园环境,这疤痕可能成为让人取笑或令他感到羞耻的点。因为颈部、面部及头部血液供应相对丰富,所以这里的伤口愈合时间可以比常规伤口(七八天)少几天。

我忘了告诉男孩父母在术后第五天回诊所来拆除缝线。我一直不明白伦道夫医生是怎么发现我的错误的,或者说他怎么会是那个拆线的人,我太尴尬了以至于都不敢问他这个问题,我违背了他教我们的关爱孩子的一个准则——致力于消除疤痕。伦道夫医生一直坚持:遇到任何可能会影响孩子自尊的问题时都要让心理医生参与进来,他十分注意孩子的生理和心理健康成长。伦道夫医生不想一个患者在 5 年、10 年、20 年或者 50 年后还会看见身体上的疤痕；与此同时，他还考虑到了患者心理上的疤痕。他督导我们，不管在医院发生了什么，都要确保不会影响孩子未来的健康成长。

在伦道夫医生无言的训斥后不久，我遇到了一个患有脑癌的七岁小女孩。我的工作是通过外科手术在她胸部的大静脉内留置静脉输注装置，化疗药物可以通过这个装置输注到她体内。在我们为她做完检查后，我和她母亲坐在一起，确定插入管道的位置——在她左侧胸部的相对高一些的地方。

我转向她妈妈并笑着对她说道："这样的话，当她在毕业舞会穿裙子时，不会有人看见疤痕，当然我们也会尽最大努力让疤痕小一些。"

然后我转向女孩，第一次，我拉下我的衣领，让她能够看到我在医学院读书时做甲状腺癌手术后留下的疤痕。

"你的疤痕会比我的好看很多，但我只是想让你看一下，我也有一个疤痕，"我说道，"这其实也没有那么糟糕，真的。"

那个女孩认真地研究了我的疤痕，我向她眨眨眼，我第一次看见她笑了。

我就像伦道夫医生一样实事求是、轻描淡写地说出这些话。

我再也不会粗心地忘记考虑疤痕这个问题，在我的小患者长大了并开始给我寄毕业舞会和婚礼照片时，我意识到我的老师伦道夫医生说得真是太对了。

▶▶▶ **第十章**

# 如何怀抱孩子

在我行医职业生涯中，我发现小儿外科手术发展到何种程度的衡量标准与儿童无关，却与医学传统有关。我刚来美国国家儿童医院工作时，凯瑟琳·安德森医生是一位高年资外科医生。显然，她是整个医院外科技术最好的医生，她是英国人，在夹杂有几个南方口音的外科医生团队里，她那清脆的口音很有感染力。

我到美国国家儿童医院工作以后的近两年时间里，根本没意识到安德森医生已经打破了小儿外科界的天花板。1964年，当她在哈佛大学医学院以接近全班第一的成绩毕业时，哈佛的一位外科主任直截了当地告诉她，那里的外科永远不会有女性的一席之地。她在波士顿儿童医院做了一年的儿科住院医生，但她的丈夫——一位具有开创精神的医学研究员，接受了美国国立卫生研究院的工作，所以他们举家搬到了华盛顿。她被乔治城大学医院选中，在那里完成了成人普外科所有的住院医生培训。后来，她想参加小儿外科培训，因此在乔治城大学医院工作的同时她申请了美国国家儿童医院的小儿外科专科医生培训项目。

我希望我没有让伦道夫医生看起来像个圣人，虽然我知道我把他描述得很不错。他有一些缺点，其中大部分是他高要求的产物，这些缺点主要是因为他那一代人普遍持有的态度所致的。他对安德森医生说了哈佛外科主任曾经说过的话："手术室里没有女性的一席之地。"当然，他们的小儿外科专科医生培训项目也没有位置可以提供给女性。

一想到这，我就愤愤不平，况且有这么多女性外科医生为我们医院做出了令人印象深刻的贡献。伦道夫医生很快就为此付出了代价。夏末，他项目中的一位候选人突然改变了职业规划，留下了一个空缺职位。这时，他已经制定好了手术时间表和工作人员安排表。一位成员的离开意味着整个安排的崩盘。

如果可以，我愿意付出任何代价去他办公室，看他如何预演给安德森医生打电话的尴尬。他后来告诉我，当他们第一次在一起讨论如何做一些特定的手术计划时，他就能感觉到她天赋异禀，内心深处对当初没有聘用她而感到懊悔不已。据说，安德森医生接了他的电话，并礼貌性地讨论了这个问题，然后让他等几天再给他答复。虽然她渴望得到这份工作，但她还是决定给他一个教训。

在我参加专科医生培训几个月后，她也给了我一个教训——这是我外科医生职业生涯中对我影响最持久的教训之一。那天在做完一整个上午的手术后，下午我和一群外科医生坐在餐厅里，正热烈地讨论着刚刚完成的新生儿肠道手术的复杂细节。我想起了我在布莱根和妇女医院做过一个类似的手术,我便不由地提起此事说:"嗯,当年在波士顿,我们……"

轰隆开炮。

不等我说完,安德森医生大笑着说,"请不要说'当年在波士顿',"她说,"我向你保证,我并不是说波士顿不好,但我更希望你能专注于在这里学习我们所教给你的东西。"

我不知道她是什么意思。

"你还不了解婴儿,"她说,"你了解成人,你也很了解儿童,但你不了解婴儿。为了这里的婴儿们,请你不要不懂装懂。"

直到现在,我还能感受到当时一股血流涌到我脸上。我只有 6 个月的小儿外科手术经验,新生儿的就更少了,到那时为止,我只给几例婴儿做过手术。

同事们试图转移话题,我们全都知道,安德森医生不仅是一位伟大的儿科医生,而且是全国最好的新生儿外科医生之一。我意识到,这不仅仅是因为她娴熟的外科手术,更是因为她在抚摸和怀抱新生儿时有某种神奇的交流方式。伦道夫医生所采用的交流方式及友善行为对大一点的孩子最有效,而安德森医生在与小婴儿交流方面则是无人能及。我观察安德森医生的手术,并将她的手术技术和成功率与其他给婴儿做手术的外科医生进行比较,比较得越多,我就越觉得,在理想的世界中,除儿童专科医院以外,应该专门开设新生儿专科医院。

新生儿与儿童确实有很大不同,就像儿童与成人在生理和解剖上不同一样。对新生儿的医疗干预,从手术策略到麻醉校准,从疼痛测量到疼痛控制,都完全不同。新生儿的器官尚未发育成熟,正处于快速发育状态,医学干预对新生儿的影响仍然知之甚少。我们现在才发现,新生儿的大脑在出生时处于一种不稳定状态,用于麻醉的化学物质可能会影响其自然发育。新生儿神经学迫使我们重新评估所有的生命早期干预以及怎样进行干预。

新生儿显然对拥抱和抚触表现出积极反应,因此现在有一种新兴技术将此纳入新生儿康复方案中。我们曾坚持在新生儿重症监护室保持和成人医疗一样的环境消毒,忽视了新生儿对身体抚触的渴望,但最新研究证明我们错了。20年前,新生儿重症监护室的新生儿是在封闭的保暖箱中;现在,我们鼓励护士和父母在计划好的时间段内去抱抱孩子。在这种观点被普遍接受的很久之前,安德森医生就已经理解这些生理和心理上的差异和需求,她调整了她的手术技术、治疗规范,甚至把她的抚触和说话声音都考虑在内。

当我去新生儿重症监护室时,经常会看到安德森医生怀抱着新生儿并轻轻地摇晃着,这样的情景对我来说是司空见惯的。她检查新生儿的方式也很独特,她能够精准地触摸探查新生儿的肿块或器官。她不仅通过研究新生儿的脸,而且通过研究新生儿的整个身体状态,来判断疼痛的迹象。当她给新生儿做手术时,她会非常轻柔和仔细地切口及分离组织。护士们是最早认可安德森医生照顾新生儿的特别技巧的,我注意到护士们经常会叫安德森医生一起参加会诊,哪怕她不是这个新生儿的主管医生。

安德森医生是将体外膜肺氧合（ECMO）技术引入美国国家儿童医院的外科团队负责人。1984年，她和新生儿重症监护室主任比利·肖特医生一起成功地在美国国家儿童医院完成了第一例新生儿ECMO手术——这项技术适用于不能自主呼吸或不能进行气体交换的婴儿。ECMO机器从静脉抽取血液流经人工肺进行气体交换后，再通过与动脉相连的管路将充满氧气的血液输回到体内。

最初的ECMO机器看起来就像20世纪50年代科幻电影或者低预算版本的《星球大战》中的机械装置。一堆管路、圆筒、水泵、加热器和监视器挂在两根铁杆子上，一插上电源，它就会发出一种奇怪的声音，然后开始咕咚咕咚地抽送血液，你甚至会认为这是疯狂科学家的发明。20世纪70年代，罗伯特·巴特利特医生意识到，只要经过一些调整，这台机器就可以挽救患有肺部疾病的婴儿。他的想法是让患者的肺可以休息几天，无须承担要为新生命提供氧气的工作，在没有压力的情况下，让双肺可以更好地发育。任何看过胎儿心脏超声图像的父母都会知道，胎儿的心脏发育较早，而肺通常是最后发育成熟的器官。

胎儿在母亲子宫内时是从胎盘获得氧气的，胎儿的肺内充满了液体，无法进行呼吸。婴儿一旦出生，离开子宫，就必须排出肺内所有液体，开始自己独立呼吸，这时婴儿的双肺才开始工作。这就是为什么婴儿出生后的第一声啼哭总会被当作一个好兆头。

将ECMO泵安装到位需要进行复杂的手术，需要将机器的塑料管道或套管与颈动脉和颈静脉连接起来。安德森医生选择在新生儿重症监护室进行手术,而不是在手术室,因为这样可以避免危重婴儿的转运风险。

不久,安德森医生就要求我协助她完成 ECMO 手术。那天,我在食堂刚往餐盘里装好晚餐,就收到传呼讯息。我连忙把托盘放回桌上,冲到新生儿重症监护室。尽管我努力地从安德森医生的教导中吸取教训,但新生儿重症监护室对我而言仍然是个陌生的地方。我已经阅读了 ECMO 手册,并在实验室操作过相应步骤,但这还只是医院历史上第二个使用 ECMO 救治的新生儿,每个人都感到压力巨大。在一边洗手一边等待安德森医生到来的这段时间,我经历了从未有过的焦虑,甚至比我第一次上手术台前还要焦虑。

安德森医生明确表示,在团队所有成员得到足够多训练并取得完美手术结果之前,她会担任所有 ECMO 新生儿病例的主刀医生,带着团队成员一起完成手术,这意味着她将操刀前 30 台 ECMO 病例。我知道她会掌控全局,但我不想让她失望。

那天晚上,我们在新生儿重症监护室做手术,灯光一直困扰着我,因为新生儿重症监护室的灯光不像手术室那样清晰明亮。我的站位和站姿都很不舒服,因为护士和技师在我周围挤来挤去做着准备工作。我感到空气中弥漫着一种紧迫感,这使我变得更加焦虑。

在等待安德森医生从家里来医院的这段时间里,我已经汗流浃背。新生儿重症监护室的室温比医院其他地方要高,这样可以满足新生儿对温度的需求。我因为头上戴的帽灯太紧了而感到头痛,整个情况好像都不太正常,令人不安,我担心这不是一个好兆头。新生儿重症监护室在医院三楼,窗户宽大,可以俯瞰周围的社区。我向窗外望去,看到了一个游泳池,夕阳西下,游泳的人正在那里嬉戏。我多么渴望能跳入泳池和他们一样放松凉快一下。

此时,安德森医生穿着手术衣平静地走进病房。她评估了每个人的位置,检查了机器,并仔细研究了手术台上的婴儿。

"好,柯尔特,请把她的颈部准备好。"她带着清脆的英国口音说。

当你是一名外科医生时,你可以很快掂量出另一名同行的技术能力。从我第一次协助安德森医生做手术开始,我就明显地感觉到她是一位技术精湛的外科医生。她没有多余的动作,同时可以准确预判搭档的下一个手术动作。当她打开手术切口时,我很快就跟上了她的节奏。

我们迅速分离出新生儿的颈动脉和颈静脉并评估了它们的直径,安德森医生挑选合适的能顺利插入新生儿血管的导管。在这里,不允许发生任何失误,一个微小的错误就可能会导致新生儿血管受损,无法成功联机。稍一走神就可能会导致气泡进入 ECMO 的回路中从而引发卒中。凭借灵巧的双手和纤细的手指,安德森医生可以进入大多数外科医生双手难以触及的狭小部位。她还把手术场地,包括洞巾、手术台高度和新生儿体位,都安排得像一个完美的严丝密缝的拼图。

在我们手术过程中,时间仿佛静止了,手术变成了艺术。安德森医生沉着专注的神情让我慢慢放松下来,我很快忘记了焦虑和自我怀疑。大约 15 分钟后,她停顿了一秒钟并点了点头。

"去吧,去连接心肺机。"她对我说。

完成连接之后,我看着新生儿的皮肤从深蓝色转变成粉红色。我们站在原地,医技人员快速拍了 X 线片,以确定管道位置是否正确,安德森医生则仔细观察新生儿的动作和反应。

后来,安德森医生成为美国洛杉矶儿童医院的首席外科医生,这是美国最好的儿科中心之一。多年后,她还成为美国外科医师学会的第一位女性主席。优先新生儿手术和医疗是她留给美国国家儿童医院的宝贵财富,每年都有成千上万的美国父母在发现他们孩子存在出生缺陷而上网搜索相应资讯时,会发现美国国家儿童医院的新生儿外科在全美小儿外科中占有一席之地。高度专业的新生儿医学是评价儿童专科医院医疗水平最具决定性的指标之一。安德森医生的教诲至今仍然指导着作为医院首席执行官的我,去努力创建和引领未来的新生儿重症监护室,致力于在利用新技术的同时提升亲密与关爱的人文精神。

▶▶▶ 第十一章
## 这里没有利益冲突

我在美国国家儿童医院进行专科医师培训已近两年。一天早上，伦道夫医生叫我去他的办公室。通常情况下，只有在专科医生培训即将结束，需要开始讨论他们下一步的工作地点和职业规划时，伦道夫医生才会这么做。我希望自己能够留在美国国家儿童医院继续工作，但我知道这个希望很渺茫，因为医院已经满员了。我对这样的前景感到失望，但努力让自己去坚强面对，并着手在其他城市寻找工作。

"柯尔特，我希望你能考虑一下正式加入我们的外科团队，"伦道夫医生没有和我寒暄最近过得怎么样，而是直接问我，"你觉得怎么样？"

我没搞明白他为什么抛出一个答案显而易见的问题，难道只是出于礼貌？还是他根本就不知道我的想法？他确定是在问我是否想成为他团队的一员吗？简直匪夷所思。他的外科团队已经满员了，而我的技术和经验远不及他团队里的其他三位外科医生。

"嗯,我知道按常理我应该说,让我考虑一下,"我说,他目不转睛地盯着我,"但是,伦道夫医生,我想说我接受。"

我以为他会给我一个拥抱,或者至少是一次真诚的握手,但他表现得好像我正在给他量血压一样,一动也不动。

"问题是,"他最后说,"现在你必须认识到,你已经不仅仅是外科医生,你还要承担起主管医生的职责,现在开始由你掌控患者诊治的所有细节问题,这是一个完全不同的职位,柯尔特。"

我回想起我的第一次面试,伦道夫医生没有问我尖锐的问题,反而向我诉说他早年的挣扎迷茫,和他的谈话似乎没有一次是与我预想的一样的。他是首席外科主任,负责医院所有外科医生、手术室、麻醉师和手术室预算。我已不再是他的助手了,这一点他说得很清楚。主管医生这个称谓意味着你有你自己分管的患者,还要承担起带教专科医生的责任。当我走出他的办公室时,我感到十分震惊,我现在要负责带教新学员,就像伦道夫医生带教我那样,我发现这比管好我自己的患者更具有挑战性,但我手头还有最后一个病例需要伦道夫医生的帮助。

我担任主管医生大约一年的时候,有一天凌晨两点,我接到一个电话。在睡眠经常被干扰的十几年医生生涯里,我的神经系统已经学会了在半夜听到电话铃声时不会从床上跳起来,而是保持足够淡定。在没有经历那个寒冷的冬夜之前,如果你问我是否对自己作为一名外科医生的能力有信心,我会有点骄傲地给出肯定的答案。因为我已经接受了八年多的外科训练。我曾是波士顿布莱根和妇女医院的住院医生总管,救治过数百名重症患者;在美国国家儿童医院做主治医生的近两年里,我给患儿们修补过破裂的血管、修复过被子弹破坏的肝脏、切除过肾脏肿瘤,给新生儿做过开胸手术,给全身烧伤的儿童移植过皮肤。

然而,一个外科医生永远不可能在精神上和情感上完全准备好,即使在今天超现代化的手术室里,手术中仍然会发生很多意想不到的事情。人类身体永远都会向我们提出新的奥秘和挑战。

"纽曼医生,我们这里有一个刚出生三天的新生儿,他的心脏和肺功能正在迅速恶化,"护士在电话的另一端说道,"新生儿科医生现在就在孩子床旁,她认为这个孩子必须在今晚天亮之前完成 ECMO 手术。"

"我马上就来。"我说。

"我马上就来。"医生们一进入角色,很快就学会了这么说,这一半是承诺,一半是躲闪,真实但又模糊。这是电影镜头中正确运用的为数不多的医学台词之一。我们医生经常对护士、其他医生、创伤技师甚至绝望的父母说这句话。我们耐心地、自信地、有时甚至是欺骗性地脱口而出,最主要是因为我们知道我们必须这么做。

我读了汤姆·沃尔夫在 1979 年出版的《太空英雄》。我喜欢这本书的特别原因是它十分准确地捕捉到了特定的专业人士在高风险情况下必须迈出飞跃性的一步。你接受了所有的训练,在专家的监督指导下,在模拟的环境中执行了上千次任务,但当真的到达月球时,你意识到这是你以前从未做过的事。只有几个人曾经到访过月球,只有少数几个外科医生给朋友刚出生的孩子开过刀,宇航员拿自己的生命冒险,但外科医生是拿别人的生命冒险,而对我来说,这是在拿别人家孩子的生命冒险。

那天晚上,当我在黑夜中穿过闪烁的红灯,沿着乔治亚大街行驶时,我发现自己开得太快了,我感受到了像《太空英雄》中一样的肾上腺素飙升,这正是恰克·耶格尔和约翰·格伦所渴求的,我告诉自己必须控制,我很肯定这对外科手术没有好处,然后我又责备自己,我犯了一个错误:我忘了问那个男孩叫什么名字了。我从来不想只做一个纯粹的技术员,我讨厌外科领域有时还对某种非人性的方式予以鼓励。我已经习惯在接起每一个紧急呼叫电话时先询问患儿的名字,当我冲进为随时待命的外科医生准备的专用停车位时,我狠狠责备自己,你有见过伦道夫医生忘记过孩子的名字吗? 我生气地想。

我匆匆赶到医院,发现护士已经在等我了,我抑制住马上投入手术的冲动。我停了下来,因为当时每个人都已经进入状态,而我像是在他们等待了几个小时后才最终到达,因此这种停顿的感觉很漫长。

"孩子叫什么名字?"我问。

护士似乎吃了一惊,然后低头看了看病历。

"埃文·麦克纳马拉。"

我发现这个名字听起来有点耳熟,当我走向新生儿重症监护室的手术室时,我在脑海里把这个名字重复了几遍。这时,我的肾上腺素又开始分泌了,我迅速在脑海里预演了如何安装 ECMO,其实 ECMO 的实际操作并不是最具挑战性的部分,从婴儿颈部暴露颈动脉和颈静脉,插入导管,将从心脏引流出的血液除去二氧化碳,通过 ECMO 机器将氧气注入血液中,并将血液泵回体内的动脉通路中。我与技术团队紧密配合,以确保血液保持在合适的温度,血液黏稠度不高,没有气泡,通过合适的速度把血液泵回身体。整个手术过程中最困难的是婴儿通常病得很重,双肺不能发挥正常的功能,心脏功能可能也受到了损害,而且这样的手术通常是在新生儿重症监护室内完成的,这不是标准的手术室环境,没有手术室的照明和设施。我非常担心没有经过彻底净化的空气会通过手术或机器把感染源带进孩子体内。

到现在,虽然我已经做过多次 ECMO 手术,但仍然会惊叹于那个特别时刻:从婴儿身上的导管流出来的暗红色几乎是黑色的血液,经过 ECMO 机器后变成了鲜红的血液回到体内,那一刻,你正在见证生命本身的奇迹。

在手术时,医生争分夺秒地抢救躺在手术台上的婴儿,那感觉就像是在高速移动的流水线上瞄准目标打靶。外科医生撞开手术室的门冲进去,护士手中正拿着手术服和帽子在等他,另外一位担任助手的医生通常是当晚值班的专科医生或住院医生,他在跟着外科医生一起走到洗手池的同时向外科医生简要汇总婴儿情况。外科医生转过身时,另一位已戴好无菌手套的护士手上正拿着大小合适的无菌手套给他,只等外科医生转过身便迅速让外科医生把双手塞进手套里。当一切准备就绪,麻醉师开始与医生交流。这一整套手术流程把人与人之间的互动尽可能简化为用词最少却最精准的交流。

　　那天晚上,在做好手术准备后,我从新生儿重症监护室旁边的一个等候区域抄了近路去手术室,我原以为那里凌晨三点是不会有人的,但令我震惊的是,当我穿过等候区时,我遇见了我的一个好朋友——鲍勃·麦克纳马拉。

　　我突然想起来了,几个星期前,我去华盛顿市区的肯尼迪中心观看我最喜欢的歌手乔治·琼斯的音乐会。我喜欢乡村音乐,那是一场精彩的演出,当我哼着歌往外走时,我前面的一个孕妇转过身来准备从我前面横穿过走廊,所以我放慢了脚步。我听见她叫我的名字,我抬头一看,认出是鲍勃的妻子卡罗尔,显然她怀着孕,而且已经是妊娠晚期。

　　我在北卡罗来纳大学读书的时候就认识卡罗尔了,每个认识她的人都很喜欢她,因为她总是那么乐观。在波士顿那些阴郁的日子里,我不止一次地想起她走过学生会办公室外面的走廊或者路过富兰克林街时那乐观、阳光的样子。在华盛顿,我们所处的圈子是一样的,她对我的工作总是很感兴趣。那天晚上,音乐会结束后,我们随着人群往前走,她告诉我她怀孕的最新情况,我祝她和鲍勃一切顺利。

　　而现在鲍勃正在新生儿重症监护室的等候区里来回踱步,当时我还没意识到我即将要切开他刚出生的儿子的颈部。

　　"你怎么会在这里?"我问他,显然这是一件显而易见的事情,但当时我完全没有意识到。

　　"我想你就要给我儿子做手术了。"鲍勃哆哆嗦嗦地说。感觉我先在心里替他说完了这句话。

　　此刻,我能做什么呢? 我唯一能做的就是抓住他的肩膀,竭力露出我最自信的表情,我点点头,拍了拍他的背;然后走进手术室。我们外科医生最喜欢拍拍背之类的肢体动作,因为在某些情况下,语言常常是苍白无力的。此时此刻,我真的不知道该说些什么,作为一名科学工作者,虽然在大学一年级时曾经读过莎士比亚的书,但后来我就只埋头于读解剖学等医学书籍了,安慰人的话实在是贫乏得很。

　　现在我要去救治他们的孩子,无论是在医学院还是其他地方所接受的训练,都没有让我准备好给朋友的孩子做手术。

　　我重新整理了一下并大步走向埃文——那个躺在无影灯下的小生命。每次当我走近手术台时,我都觉得自己仿佛走上圣坛。父母信任你并将孩子的生命托付给你,这是我的荣幸,当然也是一种巨大的责任。当我在鲍勃的儿子身上划下第一刀时,我脑海里闪过鲍勃脸上担忧的表情。

　　有了 ECMO 的支持,埃文的肺可以从输送氧气的压力中解脱出来并得到充分休息。我们尽管暂时还不能明确埃文的病因,但通过安装 ECMO,我们给他的双肺一个继续发育的机会,同时尽力寻找病因。

　　我们完成手术以后,埃文情况看起来还比较稳定。ECMO 需要一名护士或技术人员持续盯着流动的血液中是否有气泡混进,如果游离的气泡顺着血液进入埃文的动脉,它可能会直接进入大脑而危及他的生命。因此,我们把埃文安排在新生儿重症监护室的一个操作台上,准备像往常一样对他进行密切观察。我们希望他的肺会在几天内开始恢复氧气与二氧化碳交换的功能,可以慢慢地尝试脱机并开始自主呼吸,缓慢减少机器的帮助,让他的肺部承担更多的工作。真正的考验是尝试关掉机器一会儿,看看他的心肺能否承担功能。

但是埃文的情况并不乐观,在关掉机器几分钟后,埃文的双肺明显不能满足他的氧气需求。

虽然这个手术确实增加了埃文的氧气供应,使他的情况稍稍稳定,但并没有让我们看到所期望的氧合全面改善的情况。即使在 ECMO 的支持下,由于某种原因,他还是无法获得充足的氧气供给全身器官。

在经过一系列检查后,情况终于明朗了,埃文可能患有严重的且比较复杂的代谢性疾病,这是难以治愈的,可能是因为存在一种无法检测的基因缺陷,从而导致生命所依赖的化学代谢过程受阻。埃文血液中铁水平异常升高,这令我们怀疑他的肝脏分解铁的功能有障碍。为了明确诊断,我们必须进行肝脏活检,这对新生儿来说是风险很大的一项操作。我们寄希望于通过肝脏活检来明确诊断,并且这种疾病是有治疗办法的。

肝脏是一个可以再生的器官,所以取一小块肝脏做活检是没有问题的,甚至在癌症患者,切一大块肝组织都是可行的,肝脏的自我恢复能力会给你一些回旋的余地,我们切取尽可能小的一块肝组织,相信肝脏能自愈,这是个好消息。

坏消息是,与成人相比,年幼孩子的器官正在发育中,其功能、反应能力甚至器官本身的质地都有着很大的不同,婴儿简直是人类的亚种,现实是我们对这个学科了解不足,这是依赖现有小儿外科而存在的一门独特学科。

对埃文这个年龄段的婴儿进行肝脏活检就像是在一小团果冻里划几条线,取出一片果冻一样的肝脏组织,然后把肝脏表面缝合好。这三个步骤中的任何一步都可能引发无法补救的出血;这三个步骤加在一起就成为小儿外科最严峻的挑战之一,因为从常理来讲,果冻几乎是无法缝补的。

虽然不是完全没有成功的可能性,但这个选择是我们最后且唯一可采用的方法。在我们团队确定手术流程后,我在医院大厅里绕了一圈。这样的散步通常让我精力充沛,就像一个老橄榄球运动员喜欢球场,一个渔夫喜欢码头,或一个驯马师喜欢马厩一样,我喜欢医院里日常的喧嚣、短暂的谈话片段,喜欢团队合作,甚至喜欢消毒水产生的气味。

但在那一天,我觉得自己仿佛走在一个陌生的国度,所有声音都显得遥远低沉,每一张脸都面目不清。

我怎么能在朋友孩子身上做这么高风险的手术?到当时为止,我在一周时间内已经与卡罗尔和鲍勃无数次谈论过这件事情,他们一直保持着优雅的举止,给我全力支持,同时又觉得很不踏实。我无法想象自己不得不沮丧地走出手术室,告诉他们埃文没能活下来的场景,这一幕深深地刺痛了我的内心。

我突然想到了伦道夫医生,无法遏制给他打电话的冲动。尽管随着我的成长,我对他的依赖越来越少,但埃文的情况,或者更准确地说,是我需要他的帮助。儿童专科中心的众多优势之一是它的工作氛围,还有医院的教导体系,使得"黑天鹅"事件，也就是那些罕见的危机，变得不那么凶险。这些罕见危机事件如果不是按照百分比，而只看绝对数，那么每年的病例总数也不算少。

我们团队成员都同意过 24 小时后再为埃文做肝脏活检手术，这样他在手术前可以更稳定一些。那天下班后，晚上我开车去华盛顿以西一小时车程的杜勒斯机场接一个朋友。我对即将主刀的手术非常焦虑，以至于感到头很痛。我太用力了，以至于握着方向盘的双手都在冒汗。最后，我把车停在路边，拿起我那笨重的老式汽车电话，给伦道夫医生拨了过去。

他接起了电话，我一时间竟叫不出他的名字。从我成为主管医生开始，他就让我直呼他的名字贾德森。从正式的上下级关系转换为朋友关系有点难以习惯，当我鼓起勇气发出声叫他名字时，通常是用嘶哑的声音把它全说出来。大多数情况下，我已不再使用任何称呼而是直呼其名，但这一次，我回到了尊称模式。

"伦道夫医生，我不能给麦克纳马拉做这个手术。"我说。我相当确信他能听出那是我的声音，也知道我在说什么，在说出这句话之后，我感到如释重负。

通信信号受到了静电干扰，他的声音断断续续。我并不知道他的第一反应，只顾絮絮叨叨地说着手术的复杂性和风险，这些问题他当然也知道。我列举了其他外科医生，说他们肯定能胜任这项任务，手术可能会做得比我好，虽然这一点我自己都完全不信。我一直唠叨着给朋友孩子做手术带给我的不安，而且手术后我还得一次又一次地去面对我的朋友，尤其万一出问题，当然但愿不要发生这种事。伦道夫医生最初给了我一些回应，但都被静电噪声干扰了，所以我只能紧张地喋喋不休地说着，我知道我已经语无伦次了。

"坦率地说，我认为这样做存在伦理问题。"我作了总结陈词，不知怎么地，我意识到自己说的话合乎逻辑。"我们关系太亲密了，所以我觉得我不能做这个手术。"

突然，电话信号改善了，伦道夫医生的声音变清晰了。他的南方口音缓慢而又坚定，声音响亮又清楚。

"纽曼医生，"他说，"正是因为你非常关心他和他的家人，所以这个世界上没有任何一个外科医生比你更适合去救治这个婴儿。这里没有利益冲突，现在就回去做手术吧。"

说完，他就挂了电话。汽车在我的车旁呼啸而过，卡车经过时，我的车震动着，我的身体也在微微发抖。伦道夫医生没有一丝犹豫，我感到一股能量和信心涌上心头。

我又拿起电话，为我朋友叫了辆出租车，我把他晾在杜勒斯机场了。那天晚上的最后一个电话，我是打给手术室的，让他们马上给埃文做好手术准备。埃文的情况已经稳定了一些，今晚做手术和等到明天做手术并没有区别。我掉转车头，尽我所能把车速控制在最快限速内，开回了医院。

在去手术室的路上，我特意先拐进了等候室。我知道埃文的父母会在那里，我想和他们打个招呼——我想，与其说是为了他们，倒不如说是为了我自己，我想在手术前再次感受他们的支持和平静。

我不太清楚他们对宗教的感悟或忠诚度，我不是特别喜欢祈祷，但在寂静的晚上，在医院空荡荡的等候室里，我们静静牵手，默默祈祷。我们互相看着对方的眼睛，简单的点头就是我唯一需要的真心祝福。

我走进手术室，看到埃文已经躺在手术台上，麻醉师站在一边开始为他麻醉。对于这个年龄段的婴儿，麻醉是一项富有挑战性的任务。首先，婴儿静脉如此细小，几乎找不到合适的静脉来注射药物。并且由于婴儿的体重很小，所以婴儿有效药物剂量的计算是极具挑战性的，更别说低体重或早产的危重婴儿。选择大小合适的婴儿气管插管也非常棘手，决定何时可以开始手术也比成人要复杂得多，肌肉松弛了吗？瞳孔有反应吗？生命体征提示麻醉已经起效了吗？然后，等这一切都稳妥了，还需要一直维持稳定的麻醉效果直至手术结束。中间一旦失控，婴儿就会比成人更快出现呼吸停止。

当我切开埃文腹部时，护士准备了一种特殊的明胶海绵，一种聚苯乙烯泡沫物质，我们把它放在埃文肝脏切口边缘，然后用移液管滴入一种凝胶，这种凝胶会凝固变硬，为新鲜且正在出血的肝脏边缘提供支撑，我们在海绵边缘撒上促凝血粉末，一旦这个小块区域变硬，我们就可以试着缝合。

埃文小小的肝脏就像是水母或一团酸奶那样摇摇晃晃。我现在已经像运动员常说的那样进入状态了，我们成功地取下了用于活检的肝脏组织，缝合切口也已经搞定，过程中有少量出血，但很快就止住了。这个在我年轻职业生涯中遇到的最具挑战性的手术,进行得如我所希望的那样顺利,最后我们一致同意可以把埃文的腹部缝合起来。

我一直担忧的情景没有出现,手术之后我大步流星地走向等候区去告知家属好消息。我觉得自己刚刚战胜了一些难以置信的困难,我为手术成功而欢欣鼓舞,也让埃文父母也就是我的朋友跟着我欣喜不已。他们流着喜悦的泪水,互相拥抱,也拥抱了我。但这也是我伤害了他们的地方,因为我没有充分强调这仅仅是第一步,后面可能还会有最坏的消息:埃文的代谢系统出了问题,没有这个生命支持系统,埃文就无法活下去。我原本不应该让他们高兴得太早,但我不忍心这么做,我知道他们已经承受了太多痛苦,我不想偷走他们短暂的欢乐。

几天后,肝脏活检的结果显示埃文的新陈代谢系统确实无法处理体内的铁元素。铁是人体所需的基本营养物质之一,但铁元素过多也会让身体不堪重负,尤其像埃文这样年幼且生命体征不稳定的小婴儿。肝脏,在人体内相当于我们城市和小镇周边到处可见的水处理厂,用来分解铁元素。但埃文的肝脏没有这个功能,无法处理多余的铁元素,所以这些代谢废物一直在埃文的身体内积累着,最终会影响其他营养物质的吸收。

奇怪的是,最终的活检结果出来之后,我再次见到他们反而变得自在多了。活检已做出了最后裁决,这对他们来说也是某种慰藉。

我们坐在新生儿重症监护室旁边的一个小房间里,我试图用一个朋友而不是外科医生的语气向他们解释新生儿学家已经告知他们的事情：他们儿子的新陈代谢有缺陷且无法治疗，鲍勃和卡罗尔的选择也就变得简单。我从未见过甚至也从未想到，他们极度痛苦却还能如此优雅。

"我们仅仅没有足够的……我们还没有足够的……"我完全不知道我在说些什么，它们虽然不是完全空洞的语言，但也帮不上什么忙。

"非常感谢你为我们儿子所做的一切。"卡罗尔说。

然后，在我的职业生涯中，第一次有孩子父母让我和他们一起，在撤掉生命支持系统之前，为这个小婴儿祈祷。

我们去了埃文的房间，站在床旁边，他安静地躺着，床上的加热设备所释放的热量温暖了我的前臂和胸腔。埃文的父母分立在我两边，各牵着我的一只手，没人说话，他们先闭上眼睛，我也跟着闭上了双眼，我们默默地为埃文祈祷。

几天后，伦道夫医生知道我还沉浸在悲伤中，就在医院大厅里拦住了我。

"那个家庭终将回归平静，柯尔特，我知道你作为他们的朋友，已经尽全力了，"他说，"他们终将面对失去儿子这个现实，他们终将走出阴霾，而你所做的一切会极大地帮助他们疗愈。"

从那以后，我给50多个朋友的孩子做过手术，其中几个孩子去世了。每次想到伦道夫医生所说的"没有人能比朋友更合适去救治朋友的孩子"这句话，我就充满力量。尽管有的孩子去世了，但我还是觉得我亲自给他们做手术比较好。在我的职业生涯中，那些最有价值的时刻是与朋友们一起努力，让他们的孩子更加健康。

# 第二部分　重要的教训

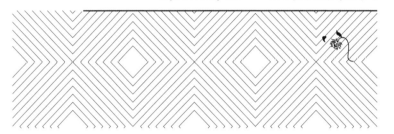

▶▶▶ 第十二章

# 守旧派

当我成长为一名外科医生时,科技和医疗保险公司正侵蚀着儿科医生跟患儿及其家长之间传统的一对一的关系。对医护人员来说,要按照伦道夫医生的要求,对每一个病例了如指掌就变得更难了。越来越多的儿科诊所构建了由财务人员而不是医生来运营的商务合作关系,并以提高工作效率为由开始使用电子病历,这削弱了儿科医生与孩子间原本亲密的合作关系。现在,儿童患者可以到任何诊所去看诊,这样做的最终结果是,他们发热或出现意外时,不再由自己固定的医生接诊。以前,这些固定的医生会跟踪记录孩子们在疾病、行为和心理方面的发展,一路陪伴他们成长。

比尔·昂医生是一位温文尔雅的儿科医生,我在美国国家儿童医院工作的前几年,他转诊了很多患儿到我们医院。他永远都在学习最新的医学知识,并不断更新自己的诊疗方案,但他在与患儿及医生交流方面却是个顽固的守旧派。他试图向我证明,即使在当今电子邮件和电子病历盛行的时代,医院与儿科医生之间的沟通交流对于成功救治患儿来说依然是至关重要的。

然而,我总是无法完全认同他的观点。

我在波士顿的生活经历给我灌输了些许的关于外科医生的沙文主义。无论在专业学习还是在社会交际方面,我基本上与外科医生打交道。在我生活的世界里,在那些大楼和侧楼的各个楼层及房间里,还有书本上,外科医生的名字随处可见。当然,要完全免俗也是不可能的,即使在美国国家儿童医院工作多年以后,我依然为自己是外科医生而感到自豪,心里泛起一阵优越感,但很快我就知道这错得有多离谱。

你可以想象到,伦道夫医生很快就挫败了我的这种沙文主义,他的谆谆教导以及他与昂医生的关系让我知道自己的想法有多愚蠢。无论什么时候,只要与昂医生在一起,伦道夫医生就好像变了一个人,他看起来比平常更开心、更放松,态度更加谦逊,说话也更加温和。你能感受到他们彼此的尊重。他们向我展示了儿童专科医院专科医生是如何与一线儿科诊所的医生紧密合作的。

昂医生通常以微笑示人,但很少讲笑话,也几乎不参与闲聊。他梳着一头整齐的银发,穿得比任何外科医生都精致考究,跟大家交流的态度甚至比伦道夫医生还要亲切。与大部分优秀医生一样,昂医生意识到成功的诊疗过程不仅要对患儿当前病情进行评估,还要仔细分析他们整个病史和生活经历。昂医生还是一个问诊大师,他会通过不断提问的方式来探寻患儿及其父母的相关信息,直至他完全掌握这个患儿的全部情况，而不仅仅是病例本身。

在还没有驻守医院的住院总医生很久之前，住院总医生通常是内科医生，负责患者住院期间的医疗管理，昂医生就好像是我们医院的全职员工，但其实他还有很多其他工作，需要为许多患儿及其家庭提供随访服务。我经常听到他在进行病例咨询，但从未与他直接共事过。直到有一天，一个外科秘书打电话给我，说昂医生有急事要和我聊一聊。

说实话，我有点懊恼。当时我正在查房，必须在手术前完成查房工作，因为下午还有手术，哪怕是打断一小会儿，都会让我的查房工作变得很匆忙。

我刚好看见病房外有一个公用电话，于是决定给昂医生打个电话，因为这样做会让伦道夫医生高兴。医学研究生刚到医院时通常会有一些并不礼貌的习惯，他们并不习惯与转诊医生常规互动，部分研究生甚至还会对此感到反感。

"你好吗？纽曼医生。"昂医生礼貌地问道。

"挺好的。"我简单回复道。

"我刚刚转诊一小女孩到你们医院，她有胃痛病史，"昂医生一如既往有礼貌地继续说道，"但我认为这次应该是得了阑尾炎，我已经根据诊疗常规进行了检查，如果你能再确认一下，那就太感谢了！"

如今，得益于成像技术的精准性，只要一线接诊医生早期发现，我们通常做个超声检查或者 CT 扫描就能确诊阑尾炎，而不是通过手术来确诊。现在很多内科医生不急着把患者送进手术室，而是选择先等待并观察阑尾炎进展情况。最新的阑尾炎诊疗常规甚至在考虑不需要外科手术干预，而仅仅使用抗生素来治疗阑尾炎。但回到 20 世纪 80 年代和 90 年代早期，外科医生信奉 10％定律：为了患者安全起见，你最好至少留有 10％的出错率。这 10％出错率就意味着你不能及时发现阑尾炎，也就是说做了手术才发现其实并不需要做这个手术，而做这个手术是为了避免后续可能发生的阑尾脓肿破裂。不论是过去还是现在，阑尾脓肿破裂都会危及生命，而手术是确保孩子安全的唯一方法。

当我看到那个女孩和她妈妈时，我完全不相信昂医生的诊断结果，打算先等等看是否有更清晰的阑尾炎症状出现。换句话说，我不相信昂医生。

我和小女孩妈妈说了我的诊治计划。

"等一下，"小女孩的妈妈突然说道，"你不会漏诊阑尾炎而导致阑尾破裂吧，纽曼医生？"

看来，昂医生此前已经和她说过 10％定律，并告诉她要问她女儿病情时应该问哪些问题，以及提供相应的支持论据。

我有些惊讶，但她十分专业的提问迫使我重新思考。"我确定我不想漏诊。"我说道。

我再次检查了小女孩腹部，评估了她患阑尾炎的可能性，然后说道："小姑娘，看来我们得去手术室了。"

小女孩微笑着点了点头，我之前从未见过有小孩在提到手术时会点头表示同意。很显然，她已经为接下来将要发生的事做好了准备。昂医生做了正确的判断，她确实是得了阑尾炎，我们及时进行了手术。

手术一结束,我就打电话给昂医生。

"妈妈一定对她女儿的情况一清二楚,对吗?"他说道,话语中透露着一丝顽皮。

"我想知道她是不是在昂医学院上过学。"我也配合地调侃着。

家庭儿科医生们熟悉儿童专科医院的治疗策略及工作人员,他们是不可或缺的,有时甚至可以挽救生命。我眼见的医院与家庭儿科医生间无缝合作所产生的好处越多,我就对科技、成本管理以及保险公司阻碍这种合作越感到苦恼。昂医生教会我如何倾听儿科医生的意见并向他们寻求帮助,但现在像他这样与我们外科医生紧密合作的情形已经越来越稀罕了。

几年之后,昂医生怀疑一位男孩患有阑尾炎,让他到我这里来做检查。根据体检结果,虽然这位男孩只有少数几条症状符合阑尾炎的诊断,但我还是打电话告诉昂医生我们建议进行手术治疗。我还猜到他一定会问我是否已咨询过伦道夫医生,所以在打电话之前,我就征求过伦道夫医生的意见。我在电话中告诉昂医生我的预感并阐释手术理由后,他所说的一番话时常在我耳边回响:"你们这些在医院工作的外科医生和我们一线的儿科医生能达成共识该有多好啊!"

昂医生与弗兰克·斯特劳德医生合开的诊所非常有名,是镇里最好的儿科诊所之一,这家诊所已经为众多家庭的好几代人提供了服务。如今,医疗服务变得越来越去中心化和专业化,而医生之间的合作又变得更少、更难了,这让我由衷地感叹我们与昂医生之间的深度合作与信任。

我与昂医生间合作关系的核心是我们达成共识：我们都是社区儿童健康守护者。我曾经对伦道夫医生说，我对他在某些方面需要向昂医生和斯特劳德医生咨询感到震惊。

伦道夫医生不耐烦地看着我说："纽曼，这是我们欠孩子的。"他严厉地说，"昂医生还有很长的路要走，他想把他的诊所一直开下去，能够服务好几代人。"

有经验的儿科医生深知许多疾病的症状是模棱两可的，症状有时很明显，但有时又会消失得无影无踪，这会让患儿父母感到很沮丧，也让想尽力明确诊断的儿科医生感到十分棘手。

比如婴儿或儿童的疝气诊断就非常棘手。其最主要的症状是在腹股沟区域出现间歇性鼓包。在儿科医生给孩子做体格检查时，这个鼓包可能存在，但也可能不存在，这样的疝气更多见于男孩，如果腹部脏器嵌入疝中并发生扭曲，那么可能危及生命。

我以前很喜欢这种病例，因为疝气的手术效果很好。我跟患儿父母谈话，向他们说明疝气在哪里，解释如何修复疝气，我会向他们展示由于腹部肌肉没有完全封闭而形成的一个小洞，这样肠子就会从这个小洞穿过导致疝气发生。我会描述手术过程中我们如何找到那个小洞并用缝线缝合，这样疝气就不会复发了。我也总会讲述手术可能存有的并发症，男孩的输精管和女孩的卵巢可能会被伤到。我会向他们保证，我一定会照顾好他们的孩子，甚至还会提到我会用皮下缝线来尽量缩小疤痕。我很享受这个谈话过程,安慰焦虑不安的家长,告诉他们孩子的手术是怎么回事,这一切都令我感到很满足。

但要做到这一点,至关重要的是需要与我们信任的儿科医生做到精心对接。当孩子到外科诊间来做检查时,经常是看不到这个疝气的鼓包的,所以我必须依赖父母或儿科医生所提供的信息。

这就是建立信任的地方。如果一个儿科医生能像昂医生那样极为关注患者的细节,他只要告诉我说他曾经看到鼓包了,我就会像我亲眼看到过这个鼓包一样相信他的话。但是,如果他说他没有看到过鼓包,那么我通常会坚持以我自己眼见为准,这就意味着可能需要用1～2个月来为这个孩子做评估。

建立这样的合作关系需要双方配合。作为一个外科主管医生,我随身带着传呼机。我告诉办公室的工作人员,如果有儿科医生打电话过来,我希望自己能有机会亲自接这个电话。我想让每个儿科医生知道我会留出时间和他们详尽地讨论患者的情况。像昂医生这样的儿科医生往往会详细记录每个患儿的重要信息,一些信息看似琐碎,但实则非常重要。比如,孩子对什么东西过敏,有什么心理问题?通过他们的反应、言语和姿势,我能找到什么线索?

伦道夫医生先前给我的教训——我必须掌握我接手的每一个案例,这一点昂医生已经做得非常到家了。基于我对昂医生和其他信奉相同理念儿科医生的了解,当患儿父母咨询我,他们应该找一个什么样的儿科医生时,我就会向这些患儿父母推荐他们。鉴于当今医学的悖论,像昂医生这样的儿科医生的行医方式已变得几乎不太可能了。电子档案和保险账单集中化管理以及医疗网络的建立,其实造成了儿科医疗资源的分散。如今,很难找到一个了解患儿所有病史的医生,昂医生们也会发现与住院患儿的医疗团队的直接沟通已经变得十分困难,但可以确定的是,昂医生们一定会挤出时间去看那些已经在住院的患者。

令我意外的是,守旧派如今也已与时俱进了。我认识的几个儿科医生,他们都设法与住院患儿的医疗团队保持对接,越来越多的儿童专科医院承担起将初级保健充分整合到连续性服务中的催化作用。因此,我建议家长们在选择儿科诊所时,最好选择那些作为医疗之家的儿科诊所,因为儿科医生和儿童专科医院是那些医疗社区的组成部分。父母在选择儿科医生时应该问他们几个关键问题:万一孩子需要住院,你建议我们把孩子送去哪家医院?诊所和那家医院的关系如何?如果我孩子住院了,我能打电话联系谁?我能把你列为我孩子外科医生或专家的联系人吗?如果孩子半夜发生紧急情况,诊所里有人可以帮到我吗?

▶▶▶ # 第十三章

# 母性本能

1989 年的春天,我爱上了在美国国家儿童医院新生儿重症监护室工作的护士艾莉森。碰巧,她也曾在范德堡大学求过学,因此她符合伦道夫医生的要求——纳什维尔本地人、范德堡医学院的毕业生。

一天晚上,艾莉森和我受邀参加一个朋友的婚宴,在第一轮祝酒词还没有结束时,我的传呼机上就收到了一条消息。于是,我悄悄离开宴会厅,找了部付费电话机打回去,接线员告诉我几个小时前在另一家医院有一个名叫泰勒的婴儿在出生时发现有严重的肠道问题,需要紧急手术。我急忙回到宴会上,提议艾莉森跟我一起走,手术结束后我再开车送她回弗吉尼亚北的公寓。因为这样我就可以让她对我娴熟的手术技术留下深刻的印象,同时又延长了我们的约会时间。

到达医院后,我一边穿手术衣,一边听主治外科医生向我简述泰勒正面临的问题。与此同时,艾莉森去护士那边报到后也穿上了无菌服,我们一起走进手术室,然后按照常规流程开始工作：我检查团队成员是否各就各位，再次检查仪器状态，最后检查了 X 线片和泰勒的生命体征，再看了看眼前这个刚出生的婴儿，准备切下第一刀。

泰勒出生时，他的肠子和腹部器官全都暴露在腹部的上端，表面没有皮肤保护。另外，他有两个阑尾和一段重复的小肠。我从未见过这样的病例，这种情况不仅在教科书中没有，而且在外科医生休息室里听同事分享故事时也没有听说过。

我退后一步，决定打电话给伦道夫医生，这次我不是以学员身份打的电话，而是以一个绝望的外科主管医生的身份。在某种程度上，我已经成功地学会以首席外科医生的身份与他交流，就像其他四位主管医生那样，但我还是会向我的导师寻求建议。我向他描述了患者情况并等待他的回复。

他停顿了一下，清了清喉咙。

我把耳朵凑近电话。

"唔，我想这个病例只能靠你自己了。"他说道。

他没有笑，我也没有笑，我不知道他是在考验我，还是他相信我能处理好这个挑战。

像泰勒这样的极端案例，当务之急是建立排泄粪便和尿液的通道，然后稳定婴儿情况为以后的外科重建做准备。按照惯例，手术的重点是不对患者造成伤害，这就意味着要尽可能少地切除肠管。我们最初的目标是帮助泰勒度过他生命中最初的几天，虽然这个希望很渺茫，但我们必须尝试。

　　我打电话给我们医院顶尖的小儿泌尿外科专家吉尔·拉什顿医生,请他前来协助处理这个病例。他到来之后,我们巧妙地把泰勒的肠道和膀胱向内翻转并把它们缝合得十分完整,尽管这些器官"粗制滥造",还没有发育好。我们留置了一根导管便于引流尿液,做了一个回肠造口用于将消化道代谢产物粪便收集到一个外接的造瘘袋中。在缝合腹腔时,我们心里都非常清楚,今后几年他需要接受一系列的手术,才能得以维持生命。在手术过程中,虽然我没有时间看一眼艾莉森,但我很自信,我的冷静和洞察力肯定给她留下了深刻印象。然而,我对泰勒能活过几个月没有多大信心。

　　当艾莉森和我一起走回到车里时,我才慢慢地从手术的阴霾中走出来,同时希望听到她惊叹于这个男孩问题的严重性,或是赞叹我们做手术是多么地心灵手巧。然而相反,我遭到了她的暴击,她告诉我她对我们进手术室后所看到的一切真的非常不能理解。

　　我不知道她所指的是什么,所有她看到的一定是非常标准的:在闪亮的无影灯下,一个小婴儿独自躺在手术台上,同时麻醉医生正在调试设备,护士们也正在做术前准备,而我在看最后一次病历记录。

　　"你们手术前让这个婴儿一个人躺在手术台上,你们难道看不出来此时他最需要安慰吗?"艾莉森问道,"你们打麻药之前,有谁监测过他的体温吗?你们没意识到房间温度很低吗?你们谁对他柔声细语地说过话?当你们忙着做常规流程的时候,我却只想抱抱他。"

当然，她是对的，手术室里确实是凉飕飕的，但我从没想到过这个问题，也没想到过孩子的孤独无助。我开着车，而她一直在说。我的脑海里预先设想的约会结局：一个崇拜的眼神，甚至可能一个吻，都没了。我保持沉默，尝试换个话题。

"你凭什么认为一个婴儿在这样的压力下不需要陪伴？他们的情商比你们外科医生想象得要高得多！我可以向你保证，这个小男孩那时正经历着无法想象的压力。不能因为他无法告诉你就可以当压力不存在。"她继续说道。

虽然那个晚上的约会结局不太美好，但我们俩整个爱情故事的结局很好。1992年，我与艾莉森结婚。从那次事件以后，我再也没有让婴儿或儿童在手术前孤孤单单一个人。伦道夫医生出席了我们的婚礼，他是聚会的核心人物，那一年他65岁，已经退休了。外科医生，就像飞行员一样，到了那样的年纪，差不多就得优雅地离开，因为这样一份对反应能力和体力都有很高要求的职业不属于老年人。我听他说过好几次，他想念田纳西州，他觉得不应该在曾经创造辉煌的地方逗留太久，他已决定在纳什维尔的梅哈里医学院兼职任教，在那里他可以指导一些对儿科医学和外科手术感兴趣的少数族裔医学生。

我为伦道夫医生感到高兴，但他在美国国家儿童医院工作的最后几个月，我一直处于既不愿承认又不愿相信的状态。我在他的指导下形成了娴熟的手术技巧和思维方式，我无法想象他不在医院的日子。没有他在身旁意味着我必须一次性彻底成长，但远比这更重要的是，我为我们社区儿童的巨大损失感到遗憾不已。他对我说以后我得靠自己，但我却觉得是他要离开孩子们了，这里的孩子只能靠他们自己了。我还没有想过包括我自己在内的外科主管医生如何团结起来，来填补伦道夫医生留下的这个空缺。

艾莉森的控诉使我不安，但同时也激励着我。现在，我们共同拥有了两个儿子。我觉得在那个夜晚，不仅仅因为她是新生儿重症监护室的护士，更因为她未来是一个母亲，这使她变得十分犀利。在过去的几十年里，在儿童健康问题的诊断与全人医疗方面，医学已经取得了重要的飞跃，但在重塑医学的比赛征程中，我个人认为，我们的治疗不仅把孩子排斥在外，而且把母亲也排斥在外了，这样的做法其实是不妥的。

对我来说，母亲的意见已经成为评估、校准和治疗儿童疾病或创伤的关键工具，虽然它通常并不科学，但却完全根植于强大的直觉和同理心能力。我意识到，在这个政治正确的时代，我应该把父亲也包括在内，我曾经看到过一些父亲对自己的孩子有着令人难以置信的直觉，但母亲的洞察力、直觉和第六感往往会因为对医疗计划的卓越贡献而更引人注目。这并不意味着母亲永远都是对的，父母经常会言之凿凿地告诉医生他们的想法但这些想法其实是错误的。作为一名医生，即便在互联网家庭诊断兴起之前，所学的第一件事也是要对第一手资料持怀疑态度，你不能轻易过快地下结论，你需要质疑每一处记录和回忆。父母（大多时候是母亲）经常可以提供非常具体的细节、观察、直觉甚至建议，这些已经被证明是成功治愈疾病的基础。

几年后,我依然记得那一幕,当时有一家人走进我的诊间,我被母亲直愣愣的强烈眼神所震惊,她一直盯着我,眼睛眨都不眨,而她怀孕的女儿坐在我对面,跟我说着她的经历,她们各自的丈夫坐在她们身后。已经怀孕四个月的女儿被产科医生告知她腹中胎儿肺部有一个囊肿,而终止妊娠是她唯一的选择,所以他们来到我这边,想知道是否有可能尝试做手术。

从她的叙述中我能感受到她对终止妊娠的建议心存疑虑,她直觉上不相信产科医生推荐的处理方法。在她说话过程中,我注意到她母亲一直在看着她,这位准祖母身上弥漫着一种本能的保护欲。

在女儿说完后,这位母亲就将身子微微向前探,现在该轮到她说话了。"我们到这里不是来听第二诊断意见,而是想听专家关于治疗的建议。"她说道。

就是这样一句话,让我听到了响亮而清晰的"行军令"。这位母亲举止优雅、身姿挺拔,她所穿的服装及佩戴的珠宝正式且得体。显然,她在这个家庭中拥有领导地位。我们医生可能会对这些自带气场的人感到害怕,现在就是这种情况。我意识到,我实际上是在跟两位母亲打交道,一位是年轻困惑的准母亲,另一位是明智、有经验并相信女儿直觉的老母亲。

我向那个年轻母亲索要她一直紧紧攥在手里的超声检查报告,然后告诉他们我要下楼去找一位我们医院最好的放射科专家一起讨论和研究一下这些报告。当我离开办公室时,他们所有人都一动不动,也没有人吭声。

对于医生来说,第二诊断意见具有不确定性,这是第一次有人向我咨询关于是否终止妊娠的问题。当我下楼去放射科时,我脑海里一直无法摆脱那个不怒自威的老母亲形象,她让我感到不安,尽管我绝对信奉客观的专业精神,但她还是成功地迫使我带着倾向于她的观点非常谨慎地仔细查看扫描结果。

美国国家儿童医院拥有很多优秀的放射科医生。那天是桃乐茜·布拉斯医生在值班,这令我非常高兴。我早就知道她是一位技术娴熟的放射科专家,同时是兼职的法医侦探和艺术评论家。当她把我带到放射科阅片室时,我马上就想到这个比喻,她就像是华盛顿国家美术馆一日游中的讲解员描述绘画作品一样描述这些片子,像捕捉纹理及细微的差别那样去查看片子。在影视作品里,我们常常会看到医生扫一眼 X 线片很快就能诊断出疾病,显得对这件事非常精通的样子,没有丝毫犹豫很快就能做出决定。但现实并非如此简单,我从布拉斯医生这里学到的诀窍就是要像研究一幅伟大的绘画作品一样去寻找答案。

布拉斯医生拿起片子夹到阅片灯箱上,对着这些图像端详着。我已学会用我的眼睛去追随她的目光,追随着她目光的焦点,从而引导我的双眼聚焦到相同的地方,不知怎么地,我好像可以感知到她大脑的思维,而且就只差那么一点点。当她在测量囊肿的大小,确定囊肿对周边以及心脏的威胁,并尝试预判囊肿的生长趋势时,你几乎可以听到她脑海里正在进行一番争论。

她用扫描图中自带的卡尺测量了囊肿的大小和体积,

发现囊肿离心脏足够远，看起来肿瘤是在它自身组织的水平面上。

她一直静静地盯着这些图像并思索着她的诊断意见。

"没必要终止妊娠。"她说道，用比她决定想在沙拉上放什么调料更坚定的语气告诉我，我被她的陈述和自信震惊了。"在胎儿发育的最后两个月，肺/囊肿比值肯定会随之增大，在孕期应该没有问题，但婴儿出生后，你可能需要马上做手术。"

这个囊肿的正式名称是先天性囊性腺瘤样畸形，实质上这个囊肿的大小和严重程度有可能会保持静态不变，这就是我们做出的判断。我们在成功治疗这类囊肿方面有着良好的历史记录，我们知道即使在胎儿发育的最后数周，随着胎儿体重增加，这类囊肿也几乎不会再生长。但是随着胎儿肺部不断发育，囊肿/肺比值会相对变小。因此，布拉斯医生认为在该婴儿出生时能保持足够的肺功能，我们可以在婴儿出生后再选择合适时机来解决这个问题。

我回到楼上准备把这个消息告诉这一家人。当我走进诊间时，我感觉自我离开诊间后，他们好像都没有说过话，甚至准祖母的坐姿都没有变过。

"我们相信这个孩子的良性结果概率大于恶性结果。"我谨慎地对这位准妈妈说，"你的宝宝应该不会立即出现任何问题，但出生后不久，我们很有可能会考虑手术切除囊肿。"

我意识到我说的话会让人感到困惑，我们很自信，产科医生也有自信，所以必定有人错了，要么是我们，要么是产科医生,这显然是一场豪赌。

当准妈妈转身拥抱她丈夫时,准祖母面无表情地点了点头,然后她的脸上突然就绽放了甜蜜而温暖的微笑,她女儿的直觉激起她的抗争,他们拯救了一条小生命。

在大多数医患交流中,医生总是会联想接下去可能发生的各种情况。因此,当我们结束这次会面,跟这一家人说再见时,我已为接下来的产科医生来电做好了准备。

几天后,正如我所料,我接到了那位产科医生的电话,她说她刚和那一家人见过面,并认为继续妊娠是一个大错误,她认为我给他们的建议会对他们造成伤害。

我在挂断电话后,拿起他们留给我的超声报告走到阅片室,把片子夹在阅片灯箱上,我坐在那里盯着这些图片,那个准祖母的影子在我面前一闪而过,难道是这些女人对我施加了很大的影响?难道是我给放射科医生施加了很大压力?难道是这家人想要继续留着这个胎儿的意愿导致我没能做出客观的判断?

几个月后,我接到了那位准妈妈的电话,她要做择期剖宫产,她的家人和产科医生都要求我在场,以备紧急手术之需。我在她即将分娩的医院享有专家咨询特权,因此她的要求是合理的也是可行的。

那天在开车穿过小镇的路上,我不禁惊叹这个婴儿的好运,她的母亲敢于质疑产科医生的决定,她的直觉打败了常规。在我的从医生涯中,我曾一次又一次地见证了这种模式。提出质疑的不全是母亲,也有可能是父亲、姐妹、阿姨或祖父母。伦道夫医生的观点是尽可能广泛和明智地拓展你的"线人"和顾问团队,通常母亲的直觉最为准确。

分娩很顺利,婴儿情况稳定,不需要紧急手术。

在接下来几年里,我好几次偶遇那位祖母。曾经有一次,我问她:"你怎么知道你的外孙会闯关成功?"

她被逗笑了,简单地说道:"隔代的母性本能。"

这件事让我印象深刻。在之后的许多手术中,我会试着做一些在医学院里从来没教过的事:激进地邀请孩子的家庭成员,尤其母亲,成为我治疗团队的一员。小儿外科手术的风险如此之高,生命在某些情况下又是如此之新,而在诊间里仅仅只有一个专家来独自面对这个幼小的生命是不够的。

在我作为儿外科医生的 25 年中,虽然几乎没有遇到一位母亲会把第一个坏消息当作最后的抉择,但大多数人清楚什么时候该放手。让母亲把控合理风险与过度干预之间的界线是合适的,甚至应该形成惯例。我很少遇到不知道何时停止治疗或放弃手术的母亲,大多数母亲会意识到,当我们做了所有我们能做的时候,也就是到了该停止的时候。

一个女人十月怀胎、分娩,然后开始养育孩子,这是人类生理和精神极限上可以承受的最强烈事件。她对她后代的直觉是敏锐的,所以医生和护士理应评估母亲的能力,将其视作治疗团队中的一员并征求她的意见。有时,在医学上,我们太渴望前沿知识了,以至于没有关注到摆在我们眼前的最显而易见且天然的"财富"。

# ▶▶▶第十四章
# 创　伤

　　美国国家儿童医院距离白宫仅三英里之遥，然而我们就像在另外一个宇宙里工作。医院坐落在国会大厦圆顶北面的一个高坡上，是由玻璃和钢铁构建的一座未来主义风格建筑，底下麦克米兰水库像一条护城河把医院拦在繁忙的都市生活之外。但不幸的是，这座城市依然以一种大家不希望看到的方式与我们医院紧密联系着。医院急诊室里每时每刻都在处理发生于城市大街小巷的各种事故和创伤，这一切非常明确地提醒我们儿童所面临的危险，以及处理儿童创伤的特殊性。

　　创伤是儿童生命的头号杀手。全球儿童安全组织的数据显示，在美国每年有8000名儿童死于各种伤害，而这些伤害是完全可以预防的，每年因创伤被送进急诊室救治的儿童高达900万人次。从数据中可以得出的结论是，作为一名家长，你可能迟早会有机会带着孩子走进急诊室。不论是从医疗设备的型号和尺寸，还是急诊室医生和护士通过不断重复操作所掌握的技能，儿童专科医院的急诊室都更擅长小儿创伤的救治,这也是急诊室都需要设儿童专科中心的明确论据。

在波士顿进行外科住院医生培训的最后一年,我接到了美国国家儿童医院创伤外科马蒂·埃切尔伯格主任的电话。我很清楚他在该领域的声誉与日俱增,我在面试时曾与他有一面之缘。我一直在纳闷他为什么打电话给我。互相寒暄几句后,他说:"这不是测试,我只是想问你知不知道儿童的头号杀手是什么?"

我愣了一下,在脑海里快速回顾了我在波士顿儿童医院曾遇到的所有病种,还没等我回过神来,他已经给出了答案,我失去了回答的机会。

"创伤。"他单刀直入地说道。

答案似乎显而易见,但我从未把意外事故也当作一种疾病。事实上,他用"流行"这个词来形容儿科急诊患者和创伤外科。他继续引用统计数据,并讲述了他曾遇到过的不幸事件,使这些数据显得更触目惊心,同时敦促我在接下来的几个月要花大量时间和精力来为儿科急诊手术做好准备。

我曾在布莱格医院进行过几次创伤外科轮转培训。在杜克大学读书时,我曾定期在急诊室做志愿者,所以也曾经历过不少车祸和枪击事件的救治工作。但即使这样,这数据之庞大仍然令我吃惊。埃切尔伯格医生说的是统计概率,不是可能性,这令我想起了我在急诊室短暂工作中碰到的那些惊慌失措的家长们。

儿童创伤因其特有的差异性和复杂性,成为一个专门的医学领域。在大多数设有创伤中心的医院,急诊科并没有儿科和成人的区分。在候诊室里,你可能目睹胳膊骨折的青少年和肝脏受损的酗酒者坐在一起;或者救护人员用担架抬着一个心脏病发作的60多岁老人,从怀抱肺炎患儿的母亲身边匆匆走过。但是在美国国家儿童医院的创伤中心,就诊的全都是孩子,这样的配置既合理又震撼,我感到十分惊讶,真有那么多孩子遭遇紧急事件吗?

我一直把埃切尔伯格医生的话记在脑海中,尽我所能去研究创伤病例。结果我关注得越多,就越认识到,从休克的评估和治疗,到外伤的规律,再到器官的愈合能力,创伤外科的每个维度在儿科患者身上都是不同的。治疗和挽救危在旦夕的年轻生命所需要采取的措施,与救治成人完全不同。

当我在美国国家儿童医院第一次遇到重大创伤病例时,我马上回想起了与埃切尔伯格医生的那通电话。一个3岁男孩坐在汽车儿童座椅上与他的家人一起遭遇了车祸,急救人员将他送进急诊室,当我们启动急救流程时,他的生命体征看起来很稳定。创伤小组成员开始进行评估,整个房间里笼罩着冷静的专业氛围,护士在测量生命体征同时报出数值,男孩的头部似乎受到一些创伤,因为他前额有一块瘀青,我确信孩子的一切尽在我掌控之中。

但是我违反了创伤治疗的第一条原则——检查气道是否完好。作为手术室的主刀外科医生,这是我的职责。无论是成人还是儿童,初始评估的准则都是从气道、呼吸、循环(ABC)开始。我根据男孩健康的肤色和稳定的生命体征就判断他没有呼吸道问题,但创伤小组的儿科急诊医生进行胸部听诊后突然说,她在男孩左侧肺部没有听到任何呼吸音。

"快,"我急忙说,"怎么可能呢?他看起来很好,没有任何迹象表明他的气道有问题。"

"再确认一下!"儿科医生厉声说。

我打开男孩的嘴,发现他少了几颗牙,我往口腔里面看了看,看到一些血,但没有看到牙齿。

儿科医生和我对视了一秒钟。"他吸入了牙齿!"她着急地说道。

我用喉镜探查了男孩的口腔后部、喉咙、声带和气管的开放情况,发现了几颗牙齿,我小心翼翼地用钳子夹住了这几颗牙齿,然后用吸引器把血吸出来以改善他的呼吸。随着氧合的好转,孩子的脸色变得红润起来——先前是脱落的牙齿堵住了孩子的气管。

我感到十分不安,对自己未能遵守急诊医生的第一条基本原则而感到羞愧。

我们迅速为男孩做了气管内插管以能保证气道通畅,给他做了其他检查都没发现问题,头部 CT 扫描结果提示没有出血或损伤,但我们还是做了胸部 X 线检查,果然,发现有一颗牙齿已进入他的左主支气管。为了防止感染或肺部损伤,我们必须取出牙齿,这不是一个简单的手术,因为孩子的气道很狭窄,而牙齿表面很光滑,这并不利于取出牙齿。

此刻,我又想起了与埃切尔伯格医生的那通电话。我意识到,创伤可以呈现很多种形式,就像潜伏的杀手,起初看似很轻微,往往不值得拍进电视剧中,但特别是在孩子身上,你必须时刻注意那些意想不到的信号。

那天让我认识到,孩子受外伤后可以从外表看起来似乎很正常,这教训让我一直受益匪浅。我很快就遇到了几位严重呼吸困难的孩子,他们的父母甚至没有注意到孩子偷吃了柜台上的花生或吞下了一只耳环。

在吸入牙齿那个病例后不久的一个晚上,轮到我值班时,接到传呼说有一个气道阻塞的女孩可能需要马上手术。我立即赶到医院,像平常一样抄近路从手术室外的候诊室穿过,忽然瞥见一张熟悉的脸——高中时的一个老朋友。看到她,我太激动了,以至于一时忘了我在哪里,要去干什么。

"你怎么在这儿?"我问她。

"我的孩子吸入了一颗花生,他们刚刚告诉我可能需要做手术,"她开始颤抖,然后镇定下来,问我,"你在这里做什么?"

"我是这儿的外科医生,"我说,"看来你女儿可能是我的患者——我很快就回来。"

我们花了一个多小时才把花生取出来。事实上,后来我们甚至都不能确定是否已经将花生全部取出,因为术后女孩仍有呼吸困难。一天后,我们对她进行再次手术以确保完全清除异物,发现她右肺下叶支气管中有一小块花生,这里正是空气进入右肺的通道。

对于小儿外科医生来说,呼吸道急诊是最具挑战性的情况之一。对于我来说，最棘手的任务之一是在用喉镜捞出花生、玩具或纽扣的同时，如何使患者保持在最佳的麻醉水平。由于麻醉给药与外科医生手术都需要在同一个气道内完成，这就导致外科医生在手术过程中可能会吸入泄漏的麻醉气体，我会感到剧烈的头痛，偶尔还会被麻得晕晕乎乎的。所以当我把那块可恶的、残留的花生米夹住并取出来时，真是如释重负。创伤患儿能否存活下来可能取决于救护车把他送到哪个创伤中心。

一个晴朗的早晨，天空清澈湛蓝，宜人的气温使人走路步伐都变得特别轻快。当时，我正在给一位外科主治医生代班，因为他在院外有个短暂的会议。这个创伤团队经验丰富且纪律严明，由主任医生、主治医生、几位住院医生及护士、麻醉师和放射科医生组成。当我在新生儿重症监护室查房时，我的传呼机响了。因为小婴儿需要安静的环境，所以新生儿科护士对噪声极度敏感，我的传呼机一响起来，他们就用不高兴的眼神盯着我，让我的神经一下子绷紧起来。

创伤中心正在找我，在国会山附近的社区有一位 14 岁的女孩胸部中弹。当急救人员把她抬入救护车时，她还有脉搏，但很快急救人员就测不到她的脉搏了，她的呼吸也停止了。当急救人员把她紧急送到医院时，他们正在为这位女孩做心肺复苏，试图把她抢救回来。

我希望这个女孩是因为血液渗入心包而导致的休克，如果这样，她可能还有救。心包是围绕在心脏周围的由一层致密的膜形成的囊腔，里面有约 20 毫升透明的血清状液体,把心脏保护起来,一边可以润滑心脏,一边可以防止心脏受到肺和肋骨的撞击。正常情况下,这样一个充满液体的囊能够很好地保护心脏,但如果受伤后大量血液进入其中而出现心包填塞,则反而会压迫心脏,使心脏无法跳动。如果女孩休克并不是由心包填塞导致的,那可能就没办法救活了。

　　我立刻下楼冲向急诊室,在脑海中模拟了无法避免且迫在眉睫要做的工作,甚至在麻醉给药之前,在我们测量她生命体征或评估她状况之前,我们就必须切断她的肋骨,打开胸腔,以迅速缓解她心脏周围的压力。换句话说,在看到她的刹那间,我们就得马上打开胸腔进行手术。虽然因血液积聚在心包(而不是子弹或弥漫性内出血)导致心搏骤停发生的概率只有万分之一,但紧急开胸是唯一的希望。

　　在等待女孩被转运到医院急诊室的时间里,我在脑海里模拟着这些步骤。住院医生、护士和我手中都拿着必要的手术设备,所有一切都已经准备就绪:我们会切开她肋骨间组织和肌肉,切开一个大口子并把所有东西都夹好,另一位医生会用一把大剪刀剪开她的胸骨;然后我们插入一个大的牵引器,我会开始转动凸出的圆曲柄,当我转动时,女孩的胸腔会被慢慢打开,血管和组织也会被撕开;助理医生会再次用剪刀剪断肋骨和其他骨头;然后我们会在突出的组织、骨骼和肌肉上夹上几个大夹子以确保能很好地暴露胸腔。完成整个过程只需花费几分钟时间。

　　做这样的切口极具争议,只有在怀疑是心包填塞的情况下,你才能做这样的手术。在该案例中,我们希望是心包填塞导致的休克。心包填塞是指血液或液体聚积在心包内且压力大到足以阻止心脏跳动。我以前做过几次这样的手术，但都没有成功，因为心包填塞抢救成功的概率很低。因此，一些医生认为这个手术太残酷、太绝望。但我坚信，在100次尝试中总会有一次能成功挽救生命。

但是这类手术即使成功了，也可能只是给了一个让心脏重新跳动的机会，并不能修复因长时间失血而引发的潜在的器官功能受损。因此，这种手术迫使我们直面作为医生的职责：你会全力以赴，竭尽全力拯救每一个孩子的生命，而不在乎巨大的伦理争议吗？还是你会屈服于概率而放弃一条生命？更进一步，你会让孩子遭受这种激进的手术吗？由于枪支暴力的受害者以成人多见，所以这种手术在我们隔壁的华盛顿医疗中心更为常见，但在我们儿科中心的情况又如何呢？

在急救人员冲进急诊室的那一刻，我们没有问过自己这些问题。一位急救人员正在给女孩做胸外心脏按压，另一位正在给她输氧。就在那瞬间，我看了看她的脸，又看了看她的身体，她又高又瘦，看起来像一个跑步者或篮球运动员。已经有医护人员在给她擦消毒液了，我尽力确保我手中高举的手术刀不会误伤任何人。我们很轻易地打开了她的胸腔，在心脏暴露出来的那一刻，我能看出心包张力很高。

我们看到血液聚积在心脏周围的心包内，膨胀的心包膜所产生的压力阻碍了心脏跳动，使其无法将血液输送到身体的各个器官。我很清楚，急救人员的胸外心脏按压没有奏效。

我用剪刀打开心包排出里面的血液。我把一只手放在心脏背面,另一只手放在心脏前面,开始轻轻地挤压心脏,从底部向上挤压把剩余血液从心脏中挤出。从本质上来说,这就是最直接的心肺复苏,你把孩子的心脏拿在手里,轻轻地挤压,期望它能跟随你的节奏跳动,即使你停止挤压,它还能继续保持这个节奏跳动。好像我在教这颗心脏如何跳动,我并不是要把她的生命挤出去,而是要把她的生命带回来。

与此同时,抢救小组把装满一袋的万能血型 O 型阴性血泵入她的静脉,然后回流到心脏。我抬起头,发现我的同事们根本等不及血液自然流入,而是像挤牙膏一样把血液挤进输血管道来保证她的循环系统有足够的血容量,便于血液最终能回流到她的心脏。当血液开始流入时,我很想用力挤压她的心脏,把血液泵到她身体的其他部位,但我必须轻柔。一名护士正在给予多种药物来进一步兴奋心脏,希望女孩的心脏能够恢复自主跳动。

几秒钟后,我感觉她的心脏肌肉好像活过来了,于是我停止了按摩,看见心脏有非常轻微的颤动,然后变成微小的跳动,慢慢地,心脏恢复了自身节律。但当她的心脏再次慢慢变红时,心脏内血液从左上象限的一个小洞里以弧形喷射出来。我急忙把手指堵在那个洞上并向内挤压。这一次,她的心脏继续保持跳动,但没有血液喷出来了,我的手指直接压在一个 14 岁的枪击受害者正在跳动的裸露心脏上,我马上意识到两件事:她是那天地球上最幸运的人;然后是我们必须马上找到一名心脏外科医生。我们仔细观察她的心脏,她的心脏和大多数同龄人一样,与一般成年男性拳头的大小相当,子弹穿过她的心包,进入了右心室,幸好子弹没有击中她的冠状动脉,如果冠状动脉受损会导致严重的心脏病发作。子弹的口径很小,还不足以炸开心脏的肌肉组织。

我站在那里用戴着手套的食指紧压着心脏,一直坚持了大约 5 分钟,她温暖的心脏平稳地跳动着。在我们等待心脏外科医生从心脏中心赶过来协助缝合心脏时,手术团队就在一旁候着,我站在那里,又看了看孩子的脸。

我后来得知,她的名字叫塔妮莎·斯塔恩斯,是这个城市该年龄段的双料运动冠军,是个很优秀的学生。在那个令人愉快的 5 月下午,在一节辅导课前,她一直在学校操场上跳绳。

也许是她参加的那些运动救了她的命,她的心肌比大多数人强健,能够承受住这次创伤,她的身体对缺氧和乳酸堆积的耐受性也都比较好。作为一名运动员,她显然对自己的身体进行过无数次有趣的耐力测试,以至于能够承受子弹射入心脏这么难以想象的压力。

当心脏外科医生弗兰克·米格利到来时,我们几乎不需要开口说话,有默契的外科医生们在一起工作时,就像两个音乐家随着同一张乐谱在合奏美妙的二重唱。当我轻轻抬起手指时,他缝了一针;当我再次抬起手指时,他又缝了一针;当我移动指尖到洞口的最边缘时,他缝了第三针;随着我缓慢移动手指,他缝好了最后一针。我们一起见证了这个可爱的红色器官再次将维持生命的血液泵入她全身。

我们现在虽然已经挽救了她的心脏功能,但还是担心大脑和其他器官可能会因长时间缺血导致永久性损害。我的脑子马上开始做起数学计算题,我们给她开胸的时候她没有出血,她很有可能在救护车上待了至少20分钟,她的心脏可能在救护车开到一半时停止了跳动。15分钟是一个关键的时间节点,过了这个时间点,大脑随即会发生损害。我们很可能仅仅做了一个听起来很好的手术,就像在足球比赛快结束时的那种被称为命中注定不可能成功进球的传球那样,最终却被患者的送医时间给挫败了。

团队成员把女孩推进了一间合适的手术室进行伤口清理和切口缝合,胸腔内留置管道以引流血液,接着转入重症监护室,然后开始等待术后康复。我们现在要面对拯救她生命的这个决定所带来的后续伦理问题,她还能过上体面的生活吗?这么长时间缺血有没有导致她的大脑和其他器官受到损害?

那天晚上,我开车去了她所在的国会山社区——我在华盛顿工作第一年就住在离这个社区几个街区远的地方。我看见一个操场,想象着那天下午她在那里跳绳的样子。这情景使我生气,我很想知道以后她还能在这里奔跑吗。

在塔妮莎醒来之前,我们对她大脑的高级功能恢复情况一无所知。我在夜里打电话给护士,护士告诉我她们已经观察到她的原始反射正在恢复,这些反射是从她的脑干发出的,她开始排尿,她的心脏能保持正常血压,她对刺激有反应,但在她醒过来之前,我们不确定她是否能正常思考或说话。

因为那时我还没有为人父母,所以我从来没感受过像现在这种等待的压力。外科医生没有接受过如何面对等待的训练。做出决定、采取行动，然后是结果，这是我们不断内化的进程，而当它失去平衡时，我们急躁的情绪便占据了主导地位。

第二天晚些时候，我去重症监护室看她，当我转弯走到她床边时，我把手放在她的脚上并看着她棱角分明的脸，尽管她嘴里还插着气管插管，但她还是挤出了一个大大的微笑，这让我大吃一惊。她独自一人，但很放松，我明显感知到她是活着的，并且渴望能回去跳绳，她还没有力气说话，但看到她躺在床上对我微笑时，伦理的困扰和预后的未知所带给我的压力烟消云散了，这个女孩会回归完全正常的生活，她那强大、健康的信念很快会让她恢复如初。

术后 36 小时，塔妮莎完全清醒了。术后第三天，她就能自主呼吸了。到了第五天，她就能在大厅里走动了。我们抛出骰子，然后我们赢了。从最初开始到现在的胜算，很大部分应该归功于她的年轻，如果是 20 岁的年纪，她可能就不能完全康复；如果是 30 岁或以上，她的预后可能会较糟糕。儿童强健的身体恢复力让小儿外科医生看起来似乎拥有实际能力以外的超能力，本来塔妮莎早就已经死了，但现在她还活着。我的工作不是挽救她的生命，而只是做一些修补工作，让她自己的生命力重新显现。生物学蓬勃向上发展的特性以及年轻人身上每个细胞对生命的渴望，直至今天仍然令我感慨万分。

我之所以进入儿外科医学殿堂，是源于我在医学院就读期间得过甲状腺癌，从而对甲状腺手术特别感兴趣，而现在突然需要我处理一颗射入小孩心脏的子弹,虽然我知道这在任何一家城市医院的创伤外科都会很常见,但我对每天都送到医院门口的社会及其经济危机的了解远不够深入。我也从没想到给孩子们做手术的频率会如此之高,几乎不比那些成人暴力行为导致的间接伤害少。

小儿创伤外科比一般儿外科需要更多的专业性和经验。然而,在美国任何一家医院,当一个孩子在半夜发生严重意外事故时,接诊和抢救孩子生命的极有可能是只接受过成人医学培训的内、外科医生。为什么我们的医疗保健系统不能建立一个儿科创伤系统,来认证经验丰富的儿科急诊医生与儿童创伤成功救治之间有着直接的联系?为什么大家甚至没有对这件事展开讨论?对于我来说,埃切尔伯格医生提出的关于儿童死亡的主要原因的答案已经显而易见了,并且也看到了减少创伤死亡人数的简单方法。2002年10月7日,我比以前更加明白儿科事故和灾难发生的随机性。当时,华盛顿特区正遭受两名男子的恐吓,他们使用威力强大的步枪在这一地区随意杀人。那是一个周一的早上,离美国国家儿童医院大约20英里的地方,家人把一个小男孩送到马里兰州的乔治王子县中学上学,小男孩刚从车里出来便突然倒地不起,同时空中回荡着枪声,原来枪手击中了男孩的胸部,家长很快就意识到孩子中枪了,她没有叫救护车,而是迅速把他送到附近的急救中心。到了那里,医生立即开始抢救男孩,并打电话给马里兰州警局要求紧急转院,在直升机将他送往美国国家儿童医院之前,他的静脉通道已经打开,并插了胸管进行引流。

15分钟后,我们听到直升机降落在屋顶停机坪上。埃切尔伯格医生和我是那天的主管外科医生,我们和团队成员都在手术室里等待患者到来。在完成术前准备后,我们迅速打开了男孩的胸腔,然后是腹部。我记得当时就在想这炸弹看起来就像在这个男孩身体内爆炸一样,我担心他因组织受损太严重而无法活下来。

埃切尔伯格医生是主刀外科医生,他曾在贝塞斯达海军医院工作,现在国家海军医疗中心及沃尔特里德国家军事中心的分部工作。

"这个男孩就像刚从战场上回来一样。"他说。

他的肺、膈膜和肝脏都遭受了巨大的损伤,但我们还能够控制住出血,并逐一修复各个受损伤的器官。手术完成后,他被转入重症监护室进一步治疗。几天后,他就满血复活并生机勃勃,我每次查房都对此惊叹不已,回想起自己在波士顿治疗成人枪伤的日子,这个男孩是儿童拥有惊人复原能力的强有力例证。

在之后的几个星期,这个男孩恢复得不错,因为两名恐怖分子嫌疑人尚未被逮捕,所以他不得不使用化名在医院里康复。

在小男孩出院后不久后,我看到一名在手术室工作了很长时间的护士,她的孩子就比小男孩稍大一点,也在那所学校上学,她一直摇着头表示不愿相信所发生的一切。

"我照顾过很多孩子,在事情没发生在你认识的人身上之前,你永远不会意识到儿童专科医院是多么重要,"她说,"美国的每个城市都应该有一家儿童专科医院。"

▶▶▶ 第十五章

# 幻　痛

　　我趴在桌子上小憩，我们外科医生都掌握了瞅准时机蜷缩在极小空间里打盹的能力。这时，一个自信的女声从门口传进来："你好吗？"

　　我抬起头，原以为会看到一位健壮、严肃的 20 多岁的女人，却震惊地发现是一个小女孩，看上去只有十几岁。那个女孩一边说着话，一边走了进来，我的助理马上朝我笑了一下，她是我曾经接诊过的患者中最像电影明星的小患者，这个女孩有像朱莉娅·罗伯茨那样的发型和劳伦·巴考尔的气质。我在想希望我儿子以后能遇到像她一样的女孩。

　　她戴着一顶大红帽，那是一顶肯塔基赛马会的帽子，这让她看起来不太像 20 世纪 50 年代的电影明星，尽管这个少女尝试着让自己看起来像那个年代的电影明星。她戴了一条红色围巾来搭配，挂着彩色珠子项链，她每动一下，珠子就会叮当作响，她也会晃动手臂来调整手链位置。这个女孩威风凛凛，又大又黑的眼睛看起来好像占据了半张脸——眼睛几乎眨都不眨。她用戴着手链的手不停地拨弄自己的长发,所以一直发出轻轻的叮当声。

"我是维多利亚。"她害羞地说。

"很高兴认识你,维多利亚,"我说,"你今天好吗?"我意识到她现在在我的预约安排上,她父母曾提醒过我们,她喜欢自己直接与医生预约就诊时间。

"我很好,"她说,"你怎么样?"

经过多年化疗和放疗,维多利亚的癌症已经痊愈了,但这些治疗留给她幻觉般几乎无法治愈的疼痛,痛苦阴险地潜伏在她身上,任何一天都有可能发作,从她的背部跳到骨盆,从臀部跳到腹部,有时会停留在这些部位之间。作为一名外科医生,我习惯寻找直接的解决方案,非常憎恨这种反复无常的疼痛。外科医生喜欢挑战手头上的问题及继发问题,直到彻底解决。我可以自豪地说,我们在大多数时候能赢得一个较好的结果,让孩子或年轻人融入社会,无忧无虑地成长。

然而,疼痛仍然是一个无法解决的问题,在 15 年前,我第一次遇到维多利亚的时候,她遭受的疼痛甚至远胜于现在。

最初,她在四岁时因腹部和骨盆严重疼痛,从西弗吉尼亚州跑到华盛顿特区找伦道夫医生看病。伦道夫医生花费数周时间研究那些复杂的检查结果后,断定她患了一种非常罕见的名为横纹肌肉瘤的癌症,并且在她盆腔组织中发现了肿瘤,并在她五岁时做了第一次手术。在那之后的几年里,只要癌症复发,她就会接受高强度的化疗和放疗。

多年来,维多利亚做过很多次手术,很多轮化疗和放疗,最终她的病情不再复发了,她摆脱了癌症。当伦道夫医生离开医院时,我从他那里接手了这个病例。在第一次与维多利亚见面之后,我每隔三四个月就会见她一次。不久,我也被她的魅力所折服。

有一次,那时我已经为她治疗了五年,我认为我几乎可以感知到她的疼痛,它就像幽灵那样存在于我们之间的空气里。她咬紧牙关,僵硬地坐着,没有畏缩,但疼痛却渗透到了她的整个身体。放疗已经影响她的脊柱关节,在一系列 CT 扫描之后,我们最近确定癌症治疗实际上已经阻碍了她脊柱关节的生长,虽然她的脊椎骨在正常生长,但她的关节却不能正常生长,最终的结果是关节周围的神经受到骨骼生长的压迫,从而产生挤压性疼痛。这使得她走路小心翼翼,几乎像一个得了关节炎的老奶奶。即使像她这么勇敢的孩子,也不可能隐藏得住那种极度疼痛,她的护士和我都为自己无力去帮助她而感到十分沮丧。

作为外科医生,我有拿起手术刀的冲动,想切掉这块,切掉那块,切掉所有病灶,来彻底消除这个女孩的痛苦,但我没有能帮到她的确定的方法。她的疼痛就像恐怖电影里的坏人一样,无处不在。我无法让她的脊椎关节生长,我唯一的办法就是把她送到另一位疼痛专家那里,专家会给她开另一种止痛药,这种药会产生一系列新的副作用,在她对这个止痛药产生耐药前的几年里都得承受这种副作用。很快,她就没有新的止痛药可以尝试了。

在那之后,我给她做了几次手术,以减轻她的骨骼压力,并切除腹部疤痕组织,这些疤痕组织导致她产生剧烈疼痛。我最后一次给她做的手术非常危险，放疗使她的腹部器官留下了很多疤痕组织，以至于她开始出现严重的肠道梗阻，考虑到大肠与骨盆相毗邻，化疗已经影响了整个腹部组织，所以她在用力排便时也会感受到无法忍受的疼痛。

在我们决定做手术的那天，我触碰到了一具我从来没有遇见过的因全身疼痛而僵硬无比的身体。

维多利亚走了进来，坐在我桌子边上，我的心一沉，她现在已经十八九岁了，但她看起来还像个小孩子一样感到害怕。她看着我，眼里噙着泪水，我感觉到泪水湿润了我的双眼，我转过身去，假装在寻找器械，我知道这个孩子正承受着我无法想象的痛苦。

她坐在沉闷的检查室里，她全身色彩鲜艳的打扮照亮了整个空间，也照亮了我的一天，我努力向她解释她将要接受手术的风险。青少年能分辨出你的花言巧语，因此开诚布公至关重要，否则你可能会失去他们的信任。对于父母来说也是一样，如果你告诉他们不一样的故事，孩子回到家就能觉察出两个版本故事的不同。

疤痕组织难以预测，我认为手术进一步损伤她肠道的风险很高。在疤痕组织与健康组织之间并没有明显的界限，因此误切或损伤健康组织的可能性太高了，以至于我自己都无法释怀，我的直觉告诉我不要做这个手术，我也明确把这件事告诉了她。

但在这次检查中的某一刻，当她试图找出合适语言来描述疼痛的严重程度时，泪水又一次涌上了她的眼睛。"我能体会到，我能理解，"我举起手并对她说，"我们和你始终站在一起，我们会尽力帮你渡过难关的。"我们为她安排了次日的手术。

我应该做这个手术吗？从伦理方面讲，我至今对这个问题仍感到困惑不解。我知道我能解决某些问题，每一个外科医生的基因里都镶嵌有努力去解决问题的倔强，但做这个手术无法解决根本问题，最多只能暂时缓解疼痛，当下一块疤痕组织扭转成一个结时，会再次引发剧烈的疼痛。这也许会发生在下周或明年，如果激光切除不够准确，甚至在手术后次日就会发生剧烈疼痛。

那天晚上，我很沮丧。我比往常更用力且更长久地拥抱了我的儿子们，希望他们不会像维多利亚那样遭受生活的不公平对待。我即将要做一个高风险的手术，手术的主要目标是缓解疼痛。我们外科医生的主要职责是做手术，然后评估可以量化的修复情况，例如肿瘤还存在还是已经消失了，血管是否收缩，血管通道是否打开，压迫神经的骨头是否需要被刮掉，神经是否已经不再受压等。

但在维多利亚这个病例中，我和医生、护士们现在正忙着做看起来是为了疏通她肠道的手术，其实这是次要目标，无论我们如何努力或手术如何成功，我们都无法缓解她的疼痛，因此，我们始终无法治愈她。

与任何一名外科医生一样，我试图把做手术的指征合理化，我们必须这么做，这样她的身体才能更有效地处理排泄物，这是最终目的。但对于这个漂亮女孩来说，疤痕组织引发的疼痛是具有毁灭性的，我知道我们不可能在不打开盆腔的情况下切除她骨盆里所有的疤痕组织。

　　我正遵照伦道夫医生教过我的那样去想象这个孩子的未来，但我实在想象不出她能有一个无痛的未来。

　　第二天，我做手术时非常努力，我知道医生的职责所在，我应该为我的一小部分情绪设置警戒线而不让患者感受到。但维多利亚的病情已经让我多年学习的职业操守毁于一旦——在手术过程中，我感受到了愤怒，我看到了她严重受损的肠道和布满疤痕的结肠，而在修复梗阻的肠道时，我分心了，我在想今年或明年，哪个部位又可能会发生肠梗阻呢？我一直以自己能治愈各类疾病为傲，但我无法治愈维多利亚，我无法帮助她摆脱那种疼痛恶性循环，想到这里，我很愤怒也很沮丧。

　　很多优秀护士和我一样被维多利亚的优雅和勇气所感动，但没有人能像黛比·弗莱堡那样与维多利亚保持密切的关系。她是肿瘤科的一名护士，后来成为维多利亚在医疗中的主要代言人，黛比也成为我的重要参谋和首席安慰者。但这次手术后，她向我提出了一个我之前没有考虑过的问题：维多利亚现在是个青春期姑娘，在经历了这么多手术和治疗后，她一直很担心自己的外貌。

　　我怎么就没有注意到这件事呢？既然她已经是个大姑娘了，我为什么没想到采用特别照顾的方式让她感觉舒服些呢？

　　我发现，如果要用一个比"疼痛"更准确的词来形容这种慢性折磨，那就是"极度痛苦"。我们外科医生很容易关注到身体层面的疼痛，因为这是肉眼可见的，我们可以通过手术来缓解疼痛或者给予止痛药来减轻疼痛，但是对于因疼痛尤其从孩提时代起就持续不断的疼痛所导致的心理层面的痛苦,我没有给予足够的关注。

在我给维多利亚治疗的最后几年里,我们没有必要处理她的腹部疼痛问题,因为她持续不断的脊椎疼痛成了诊治难点。我最后一次见她是在 2005 年,她来到我的办公室,弯着腰,做着鬼脸,她的背扭曲得像一个得了关节炎的老妇人,她那时才 20 多岁。我问她,家人过得怎么样,她的一脸苦相瞬间消失,她抬起头看着我,面无表情,呆了一下,然后又摇了摇头,继续扮鬼脸。我后来意识到,我让她暂时分散了她对疼痛的注意力。

令我们高兴的是,维多利亚后来嫁给了她在大学时期认识的一个年轻人。在某一时刻,她的病情突然稳定下来了,有创手术终于可以停止了。黛比一直在跟我八卦维多利亚的消息。在得知维多利亚的婚姻很美满时,我非常激动,我大概有五年没见过她了。几年前的一个早晨,黛比走进我的办公室并在我对面的椅子上坐下,她一说出维多利亚的名字,我就预感她要告诉我坏消息,难道癌症以另一种形式又出现了吗?毕竟,年轻时接受这么多年的化疗和放疗,可能会在几十年后引发癌症。

黛比继续在那边说,我意识到可能是另一种结局,过了一分钟,维多利亚已死的消息狠狠地打击了我,黛比和我拥抱在一起互相安慰,医生和护士在这种情况下经常会这样做。我们不知道她去世的具体情况,我们也许永远不会知道,但是一想到再也见不到她就感到无比心痛,尽管她活着很痛苦,但她还是给我们带来了生机。

　　黛比和我在西弗吉尼亚州参加了维多利亚的葬礼。在葬礼上，我仔细思考了自己在这个孩子生活中所扮演的角色。因为我的保护使她遭受了更多痛苦？她死的时候是否在想所有那些手术和治疗仅仅是成人世界的一种方式，让她自出生起就拿到的一手坏牌能够继续打下去？她的死是个谜，我想就让它一直是个谜吧，我想就让脑海里仅仅保留她鲜活而美丽的印象吧。

　　杀死她的肯定是疼痛，而不是癌症，因此我认为止痛药物已经对她不起作用了。

　　在维多利亚之前，每当我失去我的患者时，我总是能够保护我那颗坚不可摧的心脏，但当我得知她去世的那天，有些事彻底改变了。她的去世激励着我对疼痛进行更进一步的系统性研究。在维多利亚生日那天，她的父亲仍然给黛比和其他护士送上了玫瑰花，玫瑰花让人想起她女儿的美丽和优雅，但对维多利亚最好的纪念也许是在不久的将来，儿科医学能够几近消除疼痛。维多利亚驱使着我，就像一些特殊患者驱使着许多医生一样，为那些无计可施的疾病寻找新的解决方案。

# ▶▶▶ 第十六章
# 数据中的患者

在美国国家儿童医院工作的大部分时间里，我满脑子想的都是手术。我每天开车上班，走进大楼，关注一个又一个病例，然后回家休息一会儿，反复琢磨着那些病例、新技术，或者不可预见的并发症。我从未停下来思考过医院本身的运行动态，或者我只是把它看作一种多细胞生物。

当安德森医生让我从不同的角度思考新生儿重症监护室的需求和方案时，她激发了我对医院运行的兴趣，我不会说我突然就有了从事医院管理工作的念头，但我确实对医院运行的具体细节、不同部门之间不同的需求以及内部的紧张关系产生了兴趣。

有一天，负责管理医院所有医生的首席医疗官彼特·霍尔布鲁克医生找到我并告诉我他认为的"机会"，当时我已经当了10多年的外科主管医生，非常忙碌也非常开心，所以当我听到"机会"这个词的时候，我开始想着如何躲开它。

"柯尔特，"他说，"我有事情要给你做。"

这往往是在邀请资深医生去承担他不愿承担的任务之前说的潜台词。

"我们的质量控制项目，"他有点含糊其词地说，"我希望你能和护士凯西·戈尔曼一起做这个项目，她是医院改善安全和治疗效果这个新项目的负责人。现在我们想让医生也一起参与，看看你能否利用她的发现，把她的想法提升到一个新水平。"

这听起来不太令人兴奋。在医学领域，我们会使用很多委婉用语，尤其是当我们需要传达坏消息时，我觉得质量控制这个词是对无聊工作的一种比较明显的委婉用语。当我还是个年轻医生时，每当我听到这个词，就意味着这件事可以不用花时间关注，质量控制属于那些穿着西装的工作人员和计算人员的工作范畴，而不是一个年轻医生花费宝贵时间的地方。我几乎没有热情，但霍尔布鲁克医生的语气告诉我，这与其说是邀请，倒不如说是一项任务。

然而，和凯西·戈尔曼开了一次会就让我转变了想法。凯西在重症监护室做了很多年护士，对医院许多复杂的缺陷和不足之处有着深刻感受，她的数据汇编和分析集中关注于不同手术的感染率、给药错误和出院宣教不完善等问题。她将临床一线护理经验和数据技能有机地结合起来，而这几乎没有多少医疗专业人士在做，她将治疗与指标相结合的能力很了不起，是我从未遇到过的。我的职业生涯是从一个患者到另一个患者，而她从中看到了类型学、趋势和规律。

作为一名外科医生，我用患者死亡、感染、住院天数、手术成功率等具体结果来衡量质量标准,我们每周都会分析我们的病例,寻找与常规的差异。我们会在一个名为"发病率和死亡率会议"(简称 M&M,尽管它不像这个糖果品牌那么令人愉快)的同行评审会议上向对方介绍我们的病例。在这里,当患者死于并发症时,外科医生们会互相质疑对方的判断和技术。这是全美绝大多数外科医生对"质量"的一般做法——透明的、以病例为基础开展讨论以达到更好的治疗结果,避免差错发生。

如果患者术后发生感染,我们会寻找可能导致感染的因素,并评估是否存在标准化实践偏差,我们会讨论这个问题应该归因于外科医生个体还是整个医疗系统,或者还是由患者疾病及身体状况本身所导致的。如果确定发生了外科手术或程序错误,伦道夫医生会期待外科医生或团队做出必要调整,以免在以后的手术中再次出现并发症。如果我们确定感染与患者疾病有关,那么它就会被统一考虑,为可能的复发做好准备。如果我们认为这是一个系统性的问题,比如手术后抗生素给药的合适时机和剂量,我们就会建立新流程。

我和凯西第一次见面时,我不得不冒险到地下室,一个没有窗户的办公室。我知道这种象征意义是她在做一些边缘化的事情,需要通过真正的创新思维和制度创造力才能将其带入主流。

"我们从哪里开始?"我边问边坐下,对接下来会发生的事情有点害怕。

她从书架上取出一个装满流程和笔记的大活页夹递给

我。"给,这是圣经,"她调皮地笑着说,"你先研究一下这个,我们就能开展有建设性的对话。"

她给我看了大量关于医生表现、医院指标和患者满意度的数据,我即将用一种全新的方式来解释相关性和因果关系这两个术语。

会谈进行一小时后,我打断了她,"他们为什么把你的办公室安排在地下室?"我说,"这几乎是我们医院的全部历史,从所有这些数据中得出的可行的经验教训简直可以改变整个医院。"

"试着当一天护士,你就会知道怎样才能让医生听你的话。"她说。

我第二次和她会面时,凯西向我解释说,她和首席护理官奈莉·罗宾逊多年来一直在思考如何进行持续质量改进,但一直未能让医院领导层充分参与进来,因为疲于应付医院日常运营,每天总会有更紧急的工作要做,以至于有时通观大局都是一种干扰。我有些尴尬地想起霍尔布鲁克医生来找我时,我自己对这件事的反应。

在接下来的几周里,我们将重点放在一些比较明显并有足够改进空间的地方。她的问题引起了我的注意,为什么同一个手术有五种不同的手术方法?为什么有的医生开的检查是 CT 扫描,而有的医生开的是磁共振?为什么因为诊治专科不同,导致治疗哮喘的方法不同?为什么我们不能对做过的每一个手术进行评估?这类问题对于改善医院患者的治疗结果至关重要,她只是还没能建立起推动质量改进项目运行及使其成为独立运行的项目所必需的动力。

以阑尾炎为例,基本的确诊方法是孩子是否有持续的右下腹疼痛和压痛,如果有就需要手术治疗。如果在手术中得知孩子的阑尾脓肿破裂,我们就会给她静脉注射三联抗生素并持续使用 7～10 天,积极进行抗感染治疗,直到患者体温及白细胞计数恢复正常。我对这种治疗方法感到很满意,甚至与当地一些儿科医生一起把它标准化,但是每个外科医生都有他或她自己的阑尾炎治疗方法和抗生素给药方案,我是众多外科医生中的一员,我们都认为这种不同是理所当然的。

凯西决定我们应该从最常见和做得最多的阑尾炎切除术开始,我们称之为阑尾切除术的治疗规范。

我们为阑尾切除术的病例建立了一个统一的程序,然后对各种各样的病例进行分析,包括肺炎、哮喘和镰状细胞病等。我们创建了一个涵盖患者医疗费用及医嘱的电子数据库,然后我们根据诊断、外科医生或科室分布来分析数据,从而确定每种治疗的最佳方法。

在几个月的时间里,我们建立了一个系统,我们可以根据一些测量方法来观察每个外科医生的治疗结果,比如他们阑尾切除手术中脓肿破裂的发生率,如何应用抗生素及影像学检查,手术并发症发生率。最终,我们能够向外科部门提供单个外科医生治疗结果分析和更广泛的部门分析。我们发现,六位主诊儿外科医生就有六种不同的阑尾炎治疗方法;同样,在抗生素种类及用药时间、住院天数和患者出院标准方面,也存在多种差异,我们两个都对自己的发现既兴奋又尴尬。

这一刻最好地揭示了作为一名外科医生的我与作为一名护士的凯西之间的视角差异,我们正在研究住院天数的长短,我们的数据员对过去10年里每个患者的每次住院都提供了分析报告,并按手术状况或类型进行分类。

当凯西和我并排坐在她地下室办公室里一起看着眼前这些电子表格时,我脑子跳出了外科医生经常关注的那些问题。

"想想这些多出来的住院时间会增加多少感染风险!"我说,"再想想这得花多少钱!"

凯西脸上露出顽皮的笑容,我知道我马上就要得到不同的观点了。她说:"想想那些孩子们额外缺课的日子,想想那些父母为了能和孩子待在一起而不得不耗尽他们的假期!"

她的第一个冲动就是从父母和患者的角度来分析我们的发现,像安德森医生一样,凯西擅长从我们所照顾患者的角度来观察数据。我学到的不仅是数据分析方面的变革性经验,还有研究医疗决策后果的新方法。

当把数据分析扩展到影像学CT扫描和磁共振成像时,我们发现,对于同样的病例,不同医生进行影像学检查的顺序和时间也存在类似差别。一些外科医生坚持在颈部肿块或胸腔积液手术前进行超声或CT扫描,而有些医生则根本不做这些影像学检查。

"我们必须关注一些患者正面临额外的辐射风险。"凯西近乎愤怒地说。

　　我点头同意并建议我们也要考虑家庭需要支出的费用，因为有些外科医生在某些标准病例上的总费用要比其他病例低得多。

　　我们的报告不太受外科医生欢迎，我们遇到了阻力、怀疑和愤怒。一些医生觉得他们的工作受到了微观监管，并坚称他们知道什么是对他们的患者最好的。但是只要每个人有机会去琢磨这些数据，大多数医生马上就会感谢我们分析建议所带来变化的好处。我们一致认为有必要对一些介入措施的治疗和程序制定标准，当然也为一些具体情况和医生的主观判断留有余地。

　　凯西很高兴看到她的工作取得成果，但她并不满足于此。她建议我们接入一个由 30 家儿童专科医院组成的网络，这些医院同意通过一个中央数据库彼此共享数据。她想看看全美各医院间的治疗结果是否可以进行比较，希望对这些医院每天都在做的手术和治疗方法制定最佳临床实践。除阑尾炎之外，我们的确还对镰状细胞病、哮喘、支气管炎和疝气等进行了分析研究。

　　我们发现了很多混乱的流程和结果，并为许多问题确定了最佳临床实践。例如，迈阿密尼克劳斯儿童医院的外科医生在越来越多门诊患者的基础上制定了阑尾炎穿孔的治疗流程，只要这些孩子在手术后没有发热且白细胞计数正常就可以出院。这种治疗方法比较激进，因为在大多数儿童专科医院要住院 7～10 天，以在出院前要完成抗生素静脉注射疗程。迈阿密流程的成功很清楚地表明了患儿可以更快地出院，因为数据揭示了其并发症的发生率与传统的流程相似甚或更低。

我们医院在采用迈阿密流程后很快就发现其好处：住院时间更短，花费更少，家庭压力更小。在拥有先进影像学检查的时代，在阑尾炎手术上犯错的古老观点已不复存在，我们发现我们等得起，并且也应该等待，并开始大幅度减少阑尾炎手术治疗的人数。

从1999年到2004年，凯西和我一起将逻辑学和统计学应用到一系列外科手术和医院相关的流程中。与她合作让我认识到，倾听和执行护士的想法是可以更有效率地运营医院的基础。毕竟，护士是离患者最近的，对医院细节观察得最仔细的，也是最紧密参与患者实质治疗和结果的人。

我还知道，数据可以用来改善临床实践和治疗结果，这迫使我跳出个案对个案的狭隘眼界，为儿科医学和我们医院开辟了一条充满机遇的路径。数据分析和应用可以转化为结果，把诊治患者的艺术与数据分析指标相结合的医院能把过去最好的与未来最好的结合起来。

## ▶▶▶ 第十七章

# 市 长

　　自从我在读医期间经历过癌症手术后,我对需要手术的癌症患者有一种特殊的亲近感,我被这些手术所吸引,并在儿童癌症手术尤其甲状腺癌手术方面获得了一些声誉。我与癌症患者之间最深刻的一次联系大约在2000年,当卡西第一次出现在我办公室时。他大约12岁时,在一次足球比赛中腿受伤了,由于跛行不断恶化及不适感持续存在,他的父母带他去看了骨科医生。这种疼痛与他所受伤害的严重程度似乎不相称。正如常见的因细胞生长失控形成肿瘤的骨癌,骨科医生是做出诊断的守门员,骨科医生看了卡西腿部检查的片子,发现卡西股骨上并没有细小骨折,而有一个棒球大小的囊肿。他把卡西送到美国国家儿童医院的肿瘤专家妮塔·塞贝尔医生那里。塞贝尔医生给卡西做了一个骨髓活检。几天后,病理专家确定他的肿瘤是恶性的。塞贝尔医生建议化疗后再手术切除囊肿,以尽量保留肢体,避免截肢。手术的初步结果很好,这条腿不需要截肢。

　　但到卡西14岁时,他的骨癌复发并影响了他的腿,我们唯一的办法就是截肢。在足球比赛受伤后的两年里,卡西经历了几轮化疗,他的癌症说明孩子与成人在生物学上是多么不同,癌症在孩子身上通常更具有攻击性,因为他们身体的生长速度非常快,所以他们的细胞分化和增殖也非常快,以至于癌症进展快如闪电。同样地,孩子们对激进癌症治疗的反应也快得多。当现代癌症治疗之父西德尼·法伯医生首次证明化疗有效时,他把白血病和肿瘤患儿作为试验病例,他开始对这些患儿进行化疗并取得了成功,相当重要的一点是因为患儿对药物和干预治疗的强化反应。

对于卡西来说,这种生物意志力是个好消息,但坏消息是他的癌症已经转移了,像许多癌症一样,骨癌选择了一种确定的转移方式,通常情况下,它会转移到肺部,但是我们尚不清楚其中的原因。我们一发现卡西腿上的癌症,就知道他肺部出现症状的可能性很大。塞贝尔医生定期给他做肺部检查。第二次手术几年后,卡西和他母亲带着肺部CT片出现在我办公室。

他很乐观,几乎是无忧无虑的,所以当我看到这些照片时,我更加震惊了。他显然知道自己得了什么病,我认识并尊敬塞贝尔医生,我确认她已经与卡西充分沟通了其癌症的严重程度。

"纽曼医生,看来我们可以多花点时间在一起了,"当我转过身面对着卡西时,他对我说,"难道这不能让你高兴吗?"

在这里,他比我和我大多数同事更享受着每一天,你可能会简单地认为这个年轻人有与生俱来的快乐基因,这是他的天性,他的遗传素质,以至于我们给他起了个绰号——"市长",虽然也不完全准确。作为一个年轻人,卡西想要茁壮成长来满足这种推动力,如此外向仅仅是他的一种伪装,他将成为我研究儿童心理意志力的模型。事实是,我们过于担心我们的孩子,他们中的大多数天生就具有克服障碍的能力,这个能力会帮助他们走出困境找到自己的路,我们所有的担心和干涉有时反而会碍事。

卡西与他在大厅里碰到的每一个人谈话,从门卫到资深专家。他会说:"你好吗?"他声音洪亮,让我觉得他的声带过早发育了。他会拍拍其他癌症患者的肩膀,敦促他们"继续战斗",他的乐观精神是如此强力且持久,这对他来说肯定是一种生活准则,他的意志很坚定并确定我们也与他一样。

在接下来的几年里,我们为他做了四次肺部手术。在做完最后一次手术的半年之后,卡西和他妈妈带着他最糟糕的 CT 报告来看我,他的肺里布满了斑点。如果这是一个进取心不那么强的孩子,我可能会和赛贝尔医生谈论这个阶段的手术都是徒劳的,但是我不能和卡西这样说。我通常想要推孩子们一把,相信他们的身体能够承受最严酷的治疗,但我已经学会了把治疗的攻击性与对孩子和家庭的评估相平衡。他们都准备好了吗? 他们真的相信这个孩子能承受手术吗? 他们的希望是基于现实的吗?

几年前,我们必须通过卡西的胸骨进入他的肺部,也就是切开他的胸骨,就像开胸手术一样,这种痛和康复对孩子们来说是非常残酷的,但是新技术已经发展到可以使用视像内镜,现在可以在胸部两侧切更小的切口。在那里,我用我的手指摘除每一个癌变结节,有些像玻璃弹珠那么大,有些像乒乓球那么大,还有些还没有一小块沙砾那么大。术前影像检查可以显示一些结节,但用双手操作仍然是最好的技术,我把手伸进他塌陷肺里花几个小时去寻找那些该死的"金子"。即使在这个治疗和技术都很先进的时代,手指仍然是检测微小肿瘤的最佳工具。卡西很幸运,这些结节聚集在肺底部且靠近肺组织表面,而不是靠近心脏或肺组织深处。

我觉得我必须全面告诉卡西预后,如果再次化疗没有完全成功,这将是他最重要的一次干预措施。我们最好的方案是,通过切除肿瘤,化疗会是更好的也许是最后的根除癌症的机会。这是乐观主义者的观点。随着较大结节被切除,化疗承担的任务会少一点,可以更多地集中在他骨骼和肺部的所有微小结节上。

现实主义者或悲观主义者的观点是,即使我们成功地摘除了每一个结节,仍会有无数微小结节存在,因为我们任何人都不可能通过触摸找到所有结节,化疗也不可能完全根除它们。

术前那天早上,我找卡西讨论疾病预后,我走进他的房间还没坐下,他就模仿《宋飞正传》标志性的戏弄言语大声喊我的名字。这是他在医院最喜欢看的节目之一,无论什么时候看到我,卡西都热衷于模仿这部剧叫我名字。我轻轻地在他床角坐下来,他的堂兄和父母坐在旁边椅子上。

卡西掌控了现场,"看看这个男人的手,"他说着并握起我的左手,举起来给他的一个堂兄看,"你看到这双手了吗?"

男孩点了点头。

"这是世界上最伟大外科医生之一的手。"卡西继续说,夸张地向我眨眼。"这双手多年来一直在我体内搜寻肿瘤结节,现在他是外科主任,是主任!"

"哇!"他表弟说。

"看看这双手,"卡西说,"因为这双手,他有可能成为一个伟大的钢琴演奏家,但明天它们就会在我体内四处搜寻肿瘤结节。"

他的堂兄给了我一个眼色,半信半疑。

我没有纠正卡西,因为我想让他相信我这双手。事实上,我一直认为自己在手术灵巧方面处于中等水平,但我对手术的预见性、计划性及临床实践能力是我的优点,这些很好地弥补了我这双资质平平的手。我为能让自己处于顶尖水平的优点而感到自豪。我确实纠正了他对我的称呼,我的新头衔是首席外科医生。最终,我暂时传承了伦道夫医生的衣钵,那是我20年前入职时,他在美国国家儿童医院所承担的工作。现在是2003年,我不禁在想伦道夫医生会有多喜欢和像卡西这样重要的患者打交道。

我对我认为会很艰难的一次患者谈话进行了预演。事实上没几分钟,卡西就卸下了我的武装,打乱了我的节奏。在我准备给他开刀的前一天,这个精明的孩子在帮我增强外科医生的自尊。我知道他想干什么,但他还是成功了。也许因为他真是一个体育迷,卡西深知激励的力量,他就像是一个最好的教练，是个激励大师，他的堂兄是我们的听众，他鼓励我做前所未有的手术。

我决定不提手术的风险和负面影响，虽然我们外科医生有义务这么做，因为他根本不想听，他是如此地坚持和乐观，我知道我可以免去一些医疗方面的程序。

当我走进他的房间时，我对与他谈话感到有些忐忑；但最后，我怀着乐观的心态离开房间。

第二天手术期间，当我用手指在卡西的肺里寻找并摘除一个又一个结节时，我不由自主地想起他是如何称赞我的双手的，我知道我的表现达到了他给我设定的水平。他是故意这么做的，他握着我的双手并激励我，我想他真是个大师。

在我们切除了 CT 扫描上显示为斑点的每一个结节后，我用指尖探查了他的双肺，抱着一线希望，希望那些可怕的显微镜下可见的肿瘤会神奇地显现出来。我集中我一生从未有过的专注力，有时我甚至闭上眼睛，把所有脑力都导入指尖去感觉、去探寻那些微小肿瘤，我多么希望我的手能像卡西说的那么棒。

在卡西康复后的一整年里，我们很多人不时谈起他。儿科医生通常会与患者联结得比较紧密并享受他们的陪伴，尽管我们最不想在医院里再次见到他们，这个职业矛盾使我感到困惑。像卡西这样的孩子不仅让我成为更好的外科医生，也让我成为更好的父亲和同事。他的乐观——桀骜不驯、自然而又永不停息的乐观精神感染了我。我发现自己会更多地鼓励我儿子，敦促他们看到那些让人挣扎或恐惧事情的好的一面。

偶尔，当我看着日历时，我意识到我是在数着卡西手术后的日子，而且我还不是唯一这样做的人。许多医务人员会定期说起我们从最后一次接受市长的命令到现在已经有多少天或几个月了。在他15岁生日那天，我和几位医生、护士在走廊里擦肩而过时都提到了那天是他的生日。

大约在他生日过后的三个月，塞贝尔医生打电话给我，我知道这意味着什么。癌症又像野火一样遍布卡西的双肺。我回想起最后一次手术，我是如何在他的每一英寸肺里探查结节的，我挂上电话，揉了揉脸，我觉得好像我那本应具有魔力的手指被发现是无用的。

在我们给卡西做了一系列CT扫描和血液检查后，塞贝尔医生建议我们放弃进一步治疗，而是专注于提升他余下生命的质量。2006年秋天的一个下午，我坐在办公室里，苦苦思索着想找到某种对抗的方法。我抬起头看了看他的CT报告：他的双肺部又布满肿瘤结节，数量是我们上次手术时所看到的已经切除的结节的三倍之多。癌症也已经侵入他的骨骼。我知道当我上楼和卡西讨论病情时，我会面对他无限的、激进的乐观主义，所以我预演了各种方法想让他相信这一次不一样，这一次我们已经无能为力了。我试着问自己："你怎么会对一个十几岁的孩子说这些话，尤其是对一个不可思议地无法相信这些话的孩子？"

我咽了咽口水，强迫自己离开椅子，感觉就像奔赴一场死亡之旅。当塞贝尔医生和我走进他房间时，外面天已经黑了。我知道我必须从一开始就掌控谈话节奏而不让他插嘴,如果卡西开始说话,我就要阻止他,这次我不能让他掌控会谈的气氛和议程。

上次住院时,他曾斜眼看着病房墙壁上的巨大动物壁画,宣称他自己已经长大,不再喜欢那些幼稚的主题和明亮的色彩。他说我们需要为像他一样会开皮卡的青少年设立专门的病房。带着这个想法,我一走进他房间,就注意到他床尾的墙上画了一头大母牛,母牛画得太大了,与周围的农场动物不成比例,它有好多大黑点,看起来就像一幅很糟糕的现代油画。

我对卡西笑了笑,但试图用身体语言向他预示我的信息,我发现这次他甚至没有故意口吃地喊我的名字!

我坐在医院的一张椅子上,椅背很直,我觉得不得不向前倾。我看着他,看到了我在青少年中所见过的最温柔、最包容的脸。他给了我自由,让我说出我需要说的话:"再做一次手术帮不了你,市长先生,"我说,"我们无法切除肿瘤,太多了,而且太深了,我们只会让你遭受很多不必要的痛苦。如果有机会帮你,我一定会这么做,这一点你是知道的,但我看不出手术对你有任何帮助。"

我无话可说时,塞贝尔医生替我打掩护,她说:"我们会寻找是否有其他可能有用的疗法,任何试验性的疗法。"

卡西没有眨眼,他很平静地看了看塞贝尔医生,又看了看我。

"我听得很清楚,"他说,"这是我最后一次到医院里来,但你为什么要安排我住在这个傻牛整晚盯着我的房间里?"

大约六个月后,他死于癌症。

对我们来说,卡西不仅仅在情感或品格方面给我们上了一课,他至死不渝的乐观、积极的生活态度对我们如何从事儿科临床尤其儿科肿瘤来说也是一个挑战。他的一生,以及他英勇地离开,直至数年后都引发我和团队成员开展鼓舞人心的大讨论,我们着手重塑我们社会对待生病儿童的方式。

向医院捐赠数百万美元的捐赠者的名字会被刻在医院大厅和侧翼楼里;发现了基因秘密的研究人员有可能跻身于诺贝尔奖行列;发明技术创新的医生将会在医学院里被研究多年。但每隔一段时间,像卡西这样的孩子会留下远胜于证书的遗产。我们会每年在医院庆祝他的生日,更深刻的是,他的灵魂常常会回来给我们鼓舞士气。

作为卡西的兼职外科医生和全天候被开玩笑的对象,他让我知道专业的医生和护士从根本上来说都是很脆弱的,很容易被患者展现出来的那种英雄气概所打动。简而言之,卡西让我们对自己和工作的感觉更好,也让我们对生活的感觉更好。

他死的那天,我知道我们必须做得更多。我很珍视孩子们惊人的生理反应和令人叹为观止的精神韧性,但其中许多人不得不经历的疼痛对他们来说似乎是一种侮辱。卡西一直是我最喜爱的患者,不仅因为他的个性和魅力,还因为他的癌症促使我与其他领域的人开展合作,如赛贝尔医生、护士、疼痛管理专家、整形外科医生,我们大家一起为患者寻找综合解决方案。

我知道最多的是,必须有一种完全不同于治疗成人癌症的方法来治疗儿童癌症,在更积极和创新地治疗疾病的遗传起源时,运用更精准的方式进行影像学检查、化疗和放疗。我有一种预感,孩子们将会是我们首次战胜癌症的人群。在某些类型的儿童白血病中,靶向分子治疗的成功率飙升。在癌症研究中,儿童和青少年值得被更多地优先考虑,不仅因为他们前面有更长的生存时间,还因为考虑到他们的生理和心理韧性对癌症治疗的反应会更好。

对卡西和维多利亚的怀念一直激励着我不仅要战胜疼痛和癌症,而且要把两者隔离开来。我希望能够找到一种方式来治愈儿童癌症,让他们免受治疗带来的痛苦,就像他们免受疾病带来的痛苦一样。一位名叫乔·罗伯特的魅力四射的人,他带有 1/4 的疯狂和 3/4 的远见,向我们展示了如何将这种灵感转化为切实的、成功的医疗项目。

# ▶▶▶ 第十八章

# 心怀远大抱负的人

当我开始在伦道夫医生手下工作时,美国国家儿童医院令人兴奋的创业氛围深深地吸引了像我这样的年轻人,它激励着我不仅要做好事情,而且要做一个能跳出固有圈子的局外人。随着我从医经历的积累,我对儿童健康医疗的信念也变得越来越细致独到。我曾治疗过的孩子再回来时已生龙活虎,那些曾常常在我们医院看病的、我们帮助过的孩子已经长大成年,有了自己的孩子,现在带着他们的孩子来我们医院接受检查与治疗,他们的孩子有时也需要我们的帮助,生命的轮回是那么令人欣喜且美好。我对医疗领域中的商业行为也有了更多的了解,我看到了把数十亿美元用于成人医疗的行为,如果这笔钱能投资于儿童医疗,显然能获得更好的长期收益。但处境困难的孩子们很难从重大疾病中康复过来,他们没有充裕的资金让游说者在华盛顿为他们争取利益,他们不会成立非营利组织来对抗顽疾,他们也不会向媒体求援建立援助支持小组。

在我的执业生涯中,我在全国范围内看到了儿科医学的一些进步,尤其是小儿外科在医学院和医疗系统中获得了一些影响力,成人医院中出现了更多的儿科医学中心,而目前独立的儿童专科医院已经稳定在30家左右。但社会看法和愿景仍然严重倾向于成人研究与医疗,这让我和我曾经的导师感到很不安,他的"青蛙们"仍然没有在政策和慈善层面得到他们值得拥有的优先权。

"那一天肯定会到来的。"我敷衍地告诉凯西·戈尔曼和其他同事,但其实我并不真的相信整个系统会改变。那些拥有权力的成人总是会投资那些影响他们自身健康的疾病,他们也确信成人医疗会有更丰厚的商业回报。

诚然,以上只是一名儿科医生的看法,这个看法直到我在一个烟雾缭绕的大房间里遇到当地一位商业领袖才受到了一丝冲击,这个房间里挤满了闹哄哄的男人,他们正抽着雪茄,喝着苏格兰威士忌。我在我能想象到的最好的儿科专家指导下成长。现在,我即将参加一个速成班,学习如何在更大的舞台上运用伦道夫医生所教授给我的技能。

1990年代末,当我第一次参加传奇的华盛顿慈善活动"搏击之夜"时,我惊呆了,不是因为看到人们打着"为儿童而战"慈善机构的名义互相竞争资源,而是因为目睹了活动主办者,一位名叫乔·罗伯特的华盛顿商界传奇人物,大吹大擂。"搏击之夜"是首都华盛顿最大的慈善活动之一,乔将虚张声势和慷慨大度完美融合,说服人们打开钱包去帮助孩子们,我马上意识到,乔是一个天生的激励演说家。

此次"搏击之夜"的晚宴在华盛顿希尔顿酒店巨大的主宴会厅举行,与附近使馆街庄严的外交晚宴相去甚远。主菜是厚厚的牛排,现场音乐声很响,播放着歌手西纳特拉的歌曲,但没人跳舞,因为这是一个"无配偶"参与的活动。事实上,这也是华盛顿自由无度的活动之一,但其多年来为当地慈善机构募集了数千万美元的资金,所以这成为一个足够好的借口。凭着这个借口,该地区的许多妻子允许其丈夫可以自由疯狂地玩耍一晚上。

乔最喜欢的慈善关注点是为华盛顿特区的贫困儿童带去更好的教育机会,他并不是在富裕家庭中长大的,他能成为一名金融精英分子不是因为血缘或社会关系,而是因为魄力和毅力。他从销售公寓开始,然后到掌控按揭抵押业务,在这个过程中,他成为著名的、有时也是臭名昭著的、坐拥私人飞机的亿万富翁。现在他最大的生活乐趣就是给"街头"孩子们一个走向成功的机会,他的另一大兴趣就是儿童健康。他长期以来是美国国家儿童医院的坚定支持者。他恰好也是一位业余的金手套拳击手,将拳击与慈善相结合的想法必然是他的美式原创。他还创建了一个名为"儿科主席之战"的捐赠教授职位,用于支持众多研究项目。

当时,我还仅仅是一名普通的全职外科医生,并非什么大人物,但我收到了一份邀请函,让我填写一张表格并向这个团体提供了医学证书之类的材料。我不确定我要做些什么,本想为自己节省几块钱不去的,但燕尾服都已经干洗好了,所以我还是准备参会。晚宴结束后,因为衣服上吸附了太多的雪茄烟味,我不得不从后门回家,在车库里就把我的燕尾服脱掉散味。的确,衣服上的烟味过了好多天才闻不到。

那天晚上，乔对我造成的"电击"一部分是因为他强有力的握手和拥抱，还有一部分他是对生活充满热情的慷慨宣言。在这座以讲究礼仪而闻名的城市里，乔是一名骄傲且富有挑衅色彩的表演者，在一个以政治闻名的城市，他竟一点也不讲政治。

我很享受我的第一个"搏击之夜"，但我对乔掀起的这场飓风感到疲倦和困惑，而我们在医院所做的一切又那么依赖于他，我感受到了那种与当年我在哈佛开始工作时相似的错位感。因为伦道夫医生告诉我，慈善事业对于像儿童专科医院这样资金较为缺乏的医院意味着什么，所以我知道我必须深吸一口气并逐步适应这种虚张声势。随着医院和整个医学领域面临着越来越大的财务挑战，他需要花越来越多的时间参加院外的关于小儿外科资金筹集的活动，虽然他从不抱怨，但我看得出他觉得离开手术台的每一分钟都是在浪费时间。

几年后，当我坐在实验室里研究一位名叫乔伊的肌肉发达的19岁大学生的胸部时，所有回忆都涌入我脑海中。作为外科医生，我们倾向于独占某些手术的术式，并将其变成自己的最爱，其中的缘由很难解释清楚，可能是我们自己曾经历过这个手术，或者可能是这个手术具有一些特定的技术挑战或艺术性，也可能是导师曾用它来挑战过我们，又或者可能是我们在行医早期取得过成功。为什么有些人喜欢并擅长棒球，而有些人则喜欢体操或网球？不管什么原因，大多数外科医生会承认某些手术只要做了就会变成最爱。

对我来说,我最喜欢的手术之一是修复漏斗胸和鸡胸——先天性胸壁发育异常。我们在本书的第六章中可以看到一个漏斗胸的病例,它以凹陷的胸部为标志,由于肋骨和软骨在结构上异常连接,导致明显的前胸壁外观和结构异常。而鸡胸则相反,肋骨、软骨和胸骨突出使胸部向外凸出,并且在青少年时期变得尤为明显。随着病情的进展,这两种情况均会引发青少年的心理健康问题,尤其是自尊心方面的问题。

乔伊自己一个人来找我看病并与我讨论他的鸡胸问题,在他这个年纪,无须父母同意他就可以这样做。我给他做了检查,非常明确地告诉他身体所存在的问题,讨论了治疗所需准备的步骤,他需要进行一次大手术才能彻底改变肋骨和胸壁轮廓形状。这意味着要切除一些软骨,重新定位胸骨,然后用一两个临时钛棒将其固定到位。因为他年龄较大,大部分软骨已经钙化了,需要大刀阔斧地切割,所以康复时间会相当长而且很痛苦。

当我让他脱掉衬衫以便我检查时,他犹豫了片刻,但当他问我手术可能出现的并发症以及风险和好处时,我对他的成熟表现印象深刻。我告诉他说:"听着,小伙子,这将是一个艰难的过程,但我们会一起加油,你在术后会看起来真的非常棒。"

"让我考虑一下,下周我会告诉你结果。"他说。

下午,一位外科主治医生问我与乔·罗伯特的儿子见面情况怎么样?直到那时,我才把两者联系在一起,原来乔伊·罗伯特是乔·罗伯特的儿子!

我把我告诉乔伊的话从头到尾复盘了一遍，担心他回去后向父亲转述时会出现一些状况。我定格到耻辱这个词上，我曾对他说："这种情况确实会对你造成一种耻辱感，这很不幸，但我们的手术会把你生活中的这种感觉清除掉。"

我是不是说错话了？我用词太激烈了吗？

儿外科医生讨厌耻辱感，还有嘲笑和欺凌，但有那么多孩子需要承受这些，仅仅是因为他们很不幸，与生俱来或后来得了某种病，出现了一些不常见的状况或畸形。我知道我必须与一个复杂的父亲谈判，但我告诉自己，我到目前做的都是对的。

大约一周后，我接到了我一直期盼又担心的电话。乔·罗伯特说他对我做了一些研究，了解到我专攻此类疾病，所以他想知道我的建议是什么，我略感吃惊地重复了我的建议和计划。在挂断电话后，我整理了一些线索，意识到乔伊已经给了他父亲一份完整的报告，而乔只是想亲耳听到从我口中说出的建议。

我确信乔伊已经做出了一个坚定的决断，他要改变人们对他的看法，以及他对自己的看法，但有许多青少年生活在父母的阴影下或者害怕父母。在提倡父母参与到医疗团队中的过程中，我学到了很多东西，也锤炼了我对那些横加干涉、善于摆布他人、专横霸道父母的触角神经。鉴于乔·罗伯特强势的举止和名声，我怀疑他可能就是集以上三者为一身的父亲。

几周后，乔伊还是一个人来到医院并告诉我可以做手术，他看起来好像已经变得轻松和快乐一些了，他明白他要进行时长六个小时的手术,我们要在他胸口打断一堆骨头并插入一根钢棒,而且康复过程会很漫长且痛苦。在我们会面结束时,他看着我的眼睛,伸出了手,我握了握他的手,这让我想起了他父亲在"搏击之夜"和我的握手。

"你会没事的,"我说,"不管遇到什么困难,我们都会很好地完成手术并帮助你渡过难关。"

手术进行得很顺利,当我在复苏室看望乔伊时,他父亲正坐在他旁边,乔·罗伯特平静地站了起来,向我伸出手并微笑着。他看起来不太合群,这种对比让我感到一些不安。

然后,乔伊还处于麻醉的迷迷糊糊中,努力向下看着他的胸部,去看他新的胸部轮廓,然后他微微举起双手,对我竖起了两个大拇指。

在乔伊康复期间,我遇见了一个全新的乔·罗伯特。显然,他很喜欢亲自照顾儿子,每天和我讲述他儿子这些事情达四五次之多。在为期 10 天左右的术后康复疗程中,他一直坚守在病床旁陪伴儿子,晚上也经常在病房里渡过。这段时期,乔伊非常痛苦,挂着多个静脉滴注通路。他父亲就坐在医院椅子上指挥着他的商业帝国,用他的大哥大与世界各地的客户联络,但他看起来并不高大,与"搏击之夜"中的他完全不同,此时的他看起来是如此地柔软和温情。

日子一天天过去,那个"搏击之夜"的乔又回来了,他变得焦虑不安,可能是因为孩子所接受的治疗、噪声、被打扰的睡眠。随着他的需求与情绪变化,他会时而严厉地责问我、指导我或命令我,我们许多医生对此感到很沮丧,手术很成功,但这些我们无法控制的事情粉碎了我们手术成功的喜悦。

一天清晨,我走进病房,乔立刻开始向我抱怨病房里的床和沙发有多么让他难受。"你知道我昨晚做了什么吗?"他问道,"我在地上铺了一条毯子睡在地板上,反而睡得更好。"他跟我说,"我曾经住过很多顶级酒店,里面的设施豪华又舒适,那些顶级酒店每晚房费都不需要数千美元之多,而医院收取了这么多钱却让我睡地板。"

我对这个富豪的种种抱怨感到有些不爽,虽然也曾有人开玩笑地抱怨过医院睡眠条件太糟糕,但我见过成千上万与孩子患难与共的父母。我虽然没有勇气大声地把不爽说出来,但我想告诉乔这里不是豪华酒店,孩子的病床才是最重要的。

几天后,我走进病房检查乔伊的情况,但在我开口说话前,他父亲又打断我了。"除了这里,世界上没有一家酒店,甚至最廉价的旅社,会一个晚上吵醒我六次啊!"他抱怨道。

我点点头,想绕过他去看看乔伊,但他用身体挡住了我的去路。

我向他耐心地解释道:"乔,你看,我只是个外科医生,我无法改变整个系统,我会把你反映的情况记录下来,但现在我想照顾好你儿子。"

"胡说八道!"他吼道。

我下意识地退了一步。

他满脸涨得通红并向我逼近,生气地问道:"你以为我是在乎他们把我吵醒吗?无论在哪里,我每晚的睡眠时间都不会超过五个小时,我不需要那么多睡眠时间,但我儿子现在非常需要！你知道吗？昨天晚上我在大厅里溜达，看到很多可爱的孩子和幸福的家庭，那种爱和付出令我感动得热泪盈眶。但你们工作人员和这些设备整个晚上都在不断地吵醒他们，我不是医生，但孩子难道不需要在睡眠中康复吗？难道他们不是在睡眠中成长的吗？难道这些都是无稽之谈吗？"

说完，他摇摇头走到旁边。

那一刻我很紧张，但还是想要检查一下乔伊的情况，我走近乔伊，发现他脸颊潮红，我问他："今天早上，你感觉怎么样？"

他朝下看了看自己胸口，胸部绷带已经解开了，尽管有一条手术疤痕，但他的胸部已经变得又扁又圆。

"看起来挺不错，"我特地调高了音量，为了让他父亲能听到，"真的挺好。"

在乔伊出院前，在我做最后一次检查时，他父亲正坐在椅子上打电话。我走进去时他看到了我，我径直走向乔伊的病床，想尽量避免与他父亲眼神接触。

"我过一会儿再给你打电话。"我听到他说完这句话后把电话挂掉了。

"这个地方的食物在华盛顿邮报的大众点评上连半颗星都评不上，"他对我说，"但是它居然比五星级酒店的还要贵！"

我没搭理他，继续给乔伊做检查，我强压着内心怒火在出院单上签名，握着乔伊的手和他说："你马上就能成为今年夏天海边沙滩上最靓的男孩啦！"

乔伊笑得很开心。

他父亲也走到床边,这会儿他笑容满面,我和他握了握手。

他说:"我不久就会与你再次见面,手术做得很棒,但是我们要一起在这里做一些改变,我很快就会给你打电话。"

乔伊出院几周之后,我接到了乔·罗伯特的电话,他邀请我去他在北弗吉尼亚的办公室会面,我不太擅长这个,所以我打电话给在纳什维尔的伦道夫医生咨询如何处理这个进退两难的问题,当遇到困难时,我还是偶尔会找他帮忙。

"为了孩子们,我们必须讲好我们的故事,"伦道夫医生在电话中说,"他也想让你把我们的故事讲得更好,如果他选中你,那就是你了。还记得当初你刚工作时我曾经和你说过的话吗?你必须成为一名社区医生,这意味着你要跟有钱人打交道,他们会促使我们继续前行,你去那里和他好好谈并向他学习。"

他停顿了一下,我感觉到他把电话抱得更近了一点。"同时也带一张支票回来。"他笑着继续说道。

乔的办公室坐落在泰森角附近的一栋玻璃幕墙的摩天大楼里,与丽思卡尔顿酒店相邻。他的办公室在大楼顶层,可以俯瞰整个北弗吉尼亚,远处是首都华盛顿的天际线,办公室的墙上挂满了花哨的图表和壁板,乔的助理们的热情好客让我放松下来,但感到他们的热情与高科技的摩天大楼办公室有一丝奇妙的反差。

我已经做好了被乔批评的充分准备。谈话开始,当他说到他在我们医院待了一段时间后,发现我们医院需要帮助时，我就立刻意识到，我和医院行政管理层的麻烦要来了。

但他很快就转移了话题，"我是那个会帮助你实现目标的人，"他说，"我们会一起改造医院。你们拥有成为世界上最好儿科手术中心所需的潜力，而且很多方面已就位，现在我们找出不足的地方并创建一个项目，使其成为21世纪儿科医疗的标杆典范。"

乔认为，我们通过对设施和患者就医体验方面进行投资可以取得重大进展。这意味着不仅要建造新的手术室以吸引最优秀的外科医生，为家属建造新的等待室和复苏室，还要深入了解患者及其父母在医院和各个楼层的综合就医体验，如睡眠、饮食、互联网接入设备等，他谈论在医院生活中存在的实际问题，并将改善就医体验与取得临床诊疗成功捆绑起来。

"我们不应该将就医体验从能够促进治愈的全人照护中分割开来。"他反驳道。他设想为每位患者提供私人诊疗空间，这样他们可以与家人一起在相对安静平和的环境中康复。他敦促我们将手术等待室布置得更人性化，因为待在那里的人都很艰难并承受着巨大的压力。他说我们应该考虑到父母的职业和情感需求，为他们提供舒适的床、椅子以及洗衣机和淋浴房，我们应该为他们提供高速互联网和用于冥想的房间。他催促我们将更多光线、艺术和音乐融入患者的就医体验中。他觉得应该扩大医院的儿童医疗辅导服务，目前该服务只是由一小部分致力于帮助儿童在治疗过程中保持心情愉悦和仪式感的心理学家和社会工作者运营。

　　"全人医疗。"他一直说道。我很震惊,这从一个咄咄逼人、抽着雪茄的大商人口中说出来,听起来很可怕。

　　我说:"你让我大吃一惊。"

　　"为什么? 难道我还需要更混蛋一点吗? 你更喜欢那样的我吗?"

　　这个问题可太难回答了。

　　"看,你在医院里看到了我最糟糕的一面。在那种情况下,每位父母都会像我一样,"他说,"我已经筋疲力尽了,我有一个复杂的家庭,我爱我的儿子胜过一切,而看到他痛苦的样子简直就是要了我的命,就像要把我杀了,但你们治愈了他的病,你在几周的时间内让他焕然新生。现在你得到了我,而且永远地得到了我,现在你就好好地用我,让我们一起做些大事。"

　　乔甚至深入我的外科领域,现在他向我了解我们目前在用的手术室类型和技术。他知道我们由于资金有限,无法为每个专科配备手术室,但他希望我们不仅扩大手术室的空间和数量,而且要建造专用于某些特定专科的手术室,如神经外科和心脏外科的手术室。

　　这次讨论,以及其他几次类似的重要讨论后不久,美国国家儿童医院就收到了一份重大的礼物,捐资在医院内创建小乔瑟夫·罗伯特外科中心。从 2000 年到 2006 年,我们为这个中心制订计划并筹集资金,然后开始实体建设。在那段时间里,我很荣幸地继承了伦道夫医生的衣钵,成为外科主任。它为我提供了一个平台,可以让我把从乔那里学到的东西付诸实践。我一直野心勃勃地想在某个地方成为一名外科主任，一般来说，你得换个工作单位才能升职，所以我既留在自己原来工作的医院，又获得外科主任这个岗位，相当于获得了双倍的嘉奖。

我与乔·罗伯特的合作成为我在美国国家儿童医院任职期间最有成就感的经历。我们改造了我工作了20年的医院空间，在旧的手术室里，我脑海中装满了我曾经做过的高难度手术以及深深的战友情。我们用几个月的时间仔细研究了蓝图和高科技手术室，看到医生、护士、建筑师和工程师们为了孩子们精诚合作，非常令人开心。我花费数小时为手术室选择合适的灯，分析悬挂新设备的吊塔布局，挑选集成视频和计算机技术，当然还有为这一切做好预算。

在发布会那天，大家都戴着安全帽，我感觉自己与周围的施工人员有点不搭，但乔就像在自己家里一样，他指挥着挖土方工人，并告诉工人和工头们这些手术室将会做什么样的手术。他与另一位伟大的华盛顿慈善家戴安娜·戈德伯格一起引领了一场筹资活动，他个人为之捐赠2500万美元。他们为筹资5亿美元的目标奠定了基础。在当时，这是为一家儿童专科医院所募集的资金额最高的一次。

这项投资使我们能够建造一系列配备最新外科技术的新手术室，外科医生将拥有专为他们专科而设的手术室：心脏外科医生拥有他们自己先进的手术室；眼外科医生的手术室中安装了永久性显微镜；神经外科医生的手术室中配备了可在手术中进行磁共振影像学检查的磁共振仪。我们医院成为小儿外科界的热搜话题，世界一流的外科医生和麻醉师投递的简历从全球各地飞到我们医院。

更重要的是,乔对患者体验的关注带来了红利,甚至改变了我对儿童外科手术就医体验的观点。他让我看得更清楚,成功不仅仅是手术流程完美无瑕,还要考虑手术前后孩子及其父母的就医体验,在这方面,我们应该追求与手术一样高的标准。乔打磨改进了一些看似很小的问题,比如减少患者在夜间因护士检查而被吵醒的次数、降低地板的噪声水平、提高食物的质量和床的舒适度,以及其他可以促进康复的基本舒适设施等,他是一个非常注重细节的人。

他的个人主观能动性及对细节的关注激发大家去努力改善外科手术体验的方方面面,我们在技术、布局、设备类型、麻醉师和护士的要求等方面提供了详尽的细节。他为美国国家儿童医院已经酝酿了几十年但从未真正扎根的儿科医疗的理念赋予了生命。

医疗产业复合体正在不可逆转地扩张着,这是医院变革的最大障碍。在20世纪的某个时候,保险公司成为我们真正的对手,医保对我们施加各种限制和控制,以降低成本,实现利润最大化。在当时,医学界的种种行为都是为了利润,这带来快速转变及毁灭性结局,即使儿科医学界也是如此,有时我觉得这好像在一夜之间就发生了。我们中大部分人进入医疗领域是为了体面的生活,做我们喜欢做的事情,最终目标是帮助我们的患者,我们埋头苦干是为了患者,结果却发现我们自己不知怎么就成为庞大的金融财务和行政官僚机构的一部分。

我接受了现实,我们需要像乔·罗伯特这样的慈善家,正如我仍然致力于帮助许多经济困难的父母,他们像乔爱乔伊一样爱他们的孩子,但要开辟新天地并进行真正创新,我们必须用金钱来对抗金钱,而乔则是一位天生伟大的金融领域将军。

与此同时,乔伊对他的手术结果感到非常激动和欣喜。术后一年,他来找我评估身体情况,以确定他是否可以徒步阿巴拉契亚小道。虽然他的胸腔内仍有矫正器,但我认为这对他来说是一个很好的迎接艰巨挑战的机会。

不久之后,我们确定乔伊已经彻底康复并拆除了胸腔内的钢条矫正器。2002 年,他决定加入海军陆战队,但需要一份医学证明才能参军。

这是一件棘手的事情,我感觉到乔·罗伯特其实希望我不要在那个许可表上签字,但在医学方面我实在想不出有任何理由阻碍乔伊追求梦想。我坐在那里,这张表格就在桌上摆着,乔伊用和他父亲一样强烈的眼神看着我,我拿起一支钢笔,在页面上停留了一会儿,然后在表格上签上我的名字。

第二天,我就接到了他父亲的电话。"你怎么能签署一份让我儿子可能会受到伤害的文件?"乔的声音洪亮。

但我很快意识到,他这是在演戏呢,这让我松了口气。

"我是如此为这个小子感到骄傲,"他说,"我儿子要成为一名海军陆战队士兵了!"

乔伊将作为精英特种部队的一员赴伊拉克服役。几年后,我在匡蒂科举行的一个纪念仪式上看到穿着制服的乔伊,我不停地在想,这个年轻人对我的帮助可能比我对他的帮助还要多。伦道夫医生教导我们不要理会那些医学框定的正式界限和流程,他鼓励我们与父母们及患者成为朋友。通过这个病例,我找到了一位与伦道夫医生完全不同,我从未想到过的导师。乔是帮助我将儿科诊疗护理新想法付诸实践的完美引路人。

在接下来的几年,我们建造了最先进的神经外科手术室,手术室内配备了磁共振仪器,神经外科医生现在不必在手术过程中关闭患者的颅骨并将其转运到放射科进行扫描检查,现在可以在术中进行头部实时扫描,以确保所有脑部肿瘤都已经切除干净。我们聘请了一位新的普外科主任——托尼·桑德勒医生,一位全美知名的小儿外科医生,他带领团队开展利用人体免疫系统来治愈某些癌症的研究。我们聘请了世界先天性心脏手术领域的领军人物理查德·乔纳森医生,他倡导在婴儿和新生儿时期矫正心脏缺陷,而不是等到童年才进行矫正。

我最喜欢华盛顿的 10 月,温暖但又不太热,树叶美得淋漓尽致,但还没有凋零。在 2007 年哥伦布日过后没几天,当乔召集我去他在弗吉尼亚的豪宅参加我认为的战略研讨会时,我充满了活力与梦想,我精心准备了一个关于促进当地和周边地区医院小儿外科发展的报告。我一抵达他家就开始滔滔不绝地讲,乔开始还听得挺认真,但没多久,他就有点按捺不住了,然后他唐突地举起手示意让我就此打住。

“我们要看得更远,做得更大,”他说道,“你所想的太局限了,你们医院不是一个当地医院或者区域医院,也不仅仅只为这个区域的儿童及其他医院提供资源,你得思考如何成为全美甚至是全世界最好的医院,你必须放眼全球,引进全美乃至全世界最知名的专家,吸引来自全美及全世界的患者加入你们医院的项目。总之,你得创新,然后赚钱。你知道这意味着什么？这意味着从创新的外科器械、疫苗、疗法中赚钱！"

这个家伙从来不会让步,但我现在是外科主任了,我已经不会再被他的命令唬住了。

我又花了好几周的时间重构了一个新的创新方案,然后回去找他并带上一份三页纸的大纲,我们坐在他家大壁炉前的桌子边上,享用着鲜榨橙汁和有机麦片做的早餐。

当我开始和他分享这个方案时,他又一次无情地打断了我,直截了当地说道:"你这个和我所想的完全不是一回事,你就是把这个地方进行一些微不足道的改进,在这里增加一个外科医生或在那里增加一个外科医生,或者增加一个麻醉师,开展一个小项目,但这不是我想要的。你得想想从现在到 10 年或 15 年后,孩子来这儿做手术会是怎样的情形？怎么做才能从根本上改变就医体验？如何改革？未来的器械是怎样的？你能发明出新的设备器械吗？在这个基础上能产生什么样的专利？你怎么能让这个中心像企业一样运营,不仅提供最优质的医疗服务,而且还能创新医学进步并将其推向市场？"

我对乔的工作方式有点感觉了,给你施压,完成任务,然后继续施加更多的压力,但我也意识到更为重要的一点,乔可以成为某种游说家,为被忽视的儿童游说,他可以创建儿童版本的亚洲议会和平协会,他有钱,他有很多富豪朋友，他能募集到更多的钱。

在与全美其他科研机构的外科医生和科学家讨论后，我草拟了一份大胆创新的计划，它的核心不仅涵盖外科，还涉及术后康复、疼痛管理、机器人手术和医学影像等方面。医学领域内没有人会像乔这样来考虑医疗创新问题，他在美国国家儿童医院所做的努力成为医学院与商学院联合课程完美结合的原型。他知道医院必须像企业一样运营，而且医院还需要引入慈善机构来创建各种治疗项目，因为这些项目永远不会像商业一样是可持续发展的。这已经超出了我的职责范围，但我学得特别快并很享受这个学习过程。

下次我再去见他时，他开始专注于如何颠覆现有的医疗供应链，让我们不再简单地采购那些对成人有效然后改成儿童可用的器械，现有模式总是将成人所用的器械改造成儿童可用的器械，无论是疼痛评分还是手术刀，无论是口罩还是药物，儿科医学常规也是从成人医学转化而来的。

在乔的教导下，关于一家医疗机构小儿外科创新的愿景形成了，那就是建立一个新的合作伙伴关系，把外科医生、麻醉师、生物医学工程师、教育工作者、科学家和放射科医生聚集在一起，持续研发新的器械、技术及改革儿科医疗。我把美国国家儿童医院的外科医生、科学家、影像专家和生物医学工程师召集在一起，帮助我们编写了关于"让儿科手术更精准、更微创且无痛"准则的最终版本提案。因为我们脑海中一直闪现着像维多利亚和卡西这样的孩子，我们制订了一个初步的商业计划，我终于感到自己已经准备好了，可以再回到乔那里接受他的审查。我们将试着研究疼痛生物学、疼痛在儿童身上的作用机制,然后研发出针对儿童生理和心理的药物和治疗方法。至于手术器械,我们会建造一个生物力学实验室来发明我们自己的儿科器械。

乔看着提议,点点头说:"现在这个才是我心里想要的。"我大大地松了一口气。我从来没有想过要像现在取悦乔一样来取悦我的同事或医学院教授,最后我们做成了,他站起来,开始转了大约20秒的圈圈,然后停了下来,狠狠地盯着我的眼睛说:"下一步!"

他让我下次带着正式的商业计划书和写有具体数字的方案过来,用坚硬冰冷的美元做它的物质基础。

我们要把很多方面放在一起综合考虑:研究院的空间;所需医生和科学家的类型以及他们的薪水;开展医疗器械和技术创新用的实验室。我们折腾了一段时间才让这些数字变得有意义,最终我们在董事会和社区中找到了合适的商业伙伴,精准制定了一份总额为100万美元的提案。这涵盖房屋、智力投入以及持续进行的调查实验和智能实验室。

有一天直到深夜,我还在对这份文件做最后的检查。当时,我意识到乔正在给我和我的团队一个机会,将儿科医学提升到成人医学的水平。就在这里,在美国的首都华盛顿特区,给孩子们点亮一个创新的聚光灯。最后,我们将有机会改变关于把医疗保健资金和精力投资到哪里的争论。乔知道我们把钱转投到正在成长的孩子身上所带来的投资回报或商业投资回报率,他将其视为一种社会投资,对那些前方有着整个生命周期但潜力尚未开发的孩子们进行投资。他想在孩子生命早期就能发现、预防、解决健康问题，而不是等出现实际问题后或者演变成终生慢性疾病后，再处理那些问题。

很快，我又跋涉到了乔在弗吉尼亚州的家，这次是和我们医院基金会的负责人派姆·金塞姆一起。在等待的时间里，他一言不发花半个小时阅读了提案。最后，他抬起头并微笑，我从未见过他这样。

"时机很完美，"他说，"我将重组我的公司，然后出售部分公司，所获利润的部分将用于资助这个研究院。"

我们一致同意把这个地方命名为小儿外科创新研究院。这位顶级投资人正准备对他的人生进行投资。这些年来，我遇到了几位像乔一样富有的人，很多人会慷慨地为医院捐款，但乔不是只给我们医院捐赠他财富顶端的一小块，而是确确实实地削减他的个人财富为医院提供捐赠款，就正如他喜欢说的那样，他全身心地投入这项事业中。

但在 2008 年秋天，经济开始像自由落体一样衰退，乔几乎和所有人一样，受到了他从未有过的重创，他公司的估值一落千丈。他却一直告诉我不用担心，他相信自己会在危机的边缘变得强大起来。在医院里，由我组建起来准备向其他捐赠者和团体展示的团队成员们紧张地踱着步子。几个月过去了，华尔街情况持续不断恶化，虽然许多慈善捐赠的尝试已经停止，但我们没有搁置我们的筹款活动。乔一直说我应该一直紧盯着他，尽管他的公司风雨飘摇，但他从未改变他的承诺或他对未来的乐观态度。

七八个月后的一个夏日，我正在修剪草坪时接到乔和他的员工主管丹尼尔·拉德克的电话,告诉我他们要去一趟中东,想知道我手头是否有漂亮的关于研究院的计划书?我不知道他要去哪里?也不知道他拿这个计划书去做什么?但我断定无论他脑子里在想什么,这只会有帮助。

几个星期后的半夜里,我家电话响了,这种电话通常意味着有紧急手术,但这次是乔打来的。

"柯尔特,"他说,"我正在这和这些人谈话,他们会去做,他们会做整件事。"

"乔,"我睡眼惺忪但礼貌地说,"你在哪儿?谁来做什么事情?"

"我在阿布扎比,柯尔特,"他说,对他来说,这好像是世界上最自然不过的地方,"我正在皇宫和王储莫哈默德·本·扎耶德·阿勒纳哈扬会面,我们在讨论一些伟大的构思,以及如何能帮助孩子、帮助医院做出一些改变的好想法,我向他呈现了你的想法,他想付诸实施,并且他想要做整件事。"

丹尼尔·拉德克第二天打电话给我,证实我确实没有在做梦。乔一直在与阿联酋政府的最高层人士讨论,他们喜欢小儿外科创新研究院这个想法,并想让阿布扎比与美国国家儿童医院建立国际合作伙伴关系。

投资从最初的 1 亿美元增加到 1.5 亿美元,我们同意用阿拉伯联合酋长国的国父扎耶德·本·阿勒纳哈扬的名字来给研究院命名以示纪念,计划于 2009 年 9 月正式宣布研究院成立并奠基。我们于 2010 年开始招募医生和研究人员等。

但随后,在这个充满波折的项目中,我们又经历了另一次挫折——这是迄今为止最严重、最具破坏性的一次。在我们计划正式宣布这段时间,乔的癫痫开始发作,他被诊断出患有致命的脑瘤——胶质母细胞瘤。我们的角色突然发生了变化,我成为乔的医学咨询专家,陪他就诊,解释可选的手术和治疗方案,并澄清可能发生的情况。毫无意外,他的目标是为不治之症找到彻底痊愈的治疗方法。

有一次,在脑部手术后进行首轮创新性化疗之后,乔的美国国立卫生研究院的肿瘤学专家给我们带来了一个盒子,里面装有乔的大脑影像学资料。那些无法手术切除的脑部肿瘤都消失了,我忍不住说:"天啊!太神奇了!"

肿瘤专家轻声笑着说道:"是的,这真的是一个奇迹。"

但是这个病情好转只能给乔带来九个多月的生命时间,这个地球上的巨人即将像寻常人一样倒下。我意识到乔被这个命中注定的结果震惊了,他才59岁,觉得自己坚不可摧。

有一次,当我们即将离开他肿瘤专家的办公室时,他对我说:"我敢打赌,这该死的癌症始于我的童年,我敢打赌它的起源就在那里,在发生在我身上的那些事里或者在我的基因中? 你们必须在孩子们身上搞清楚这些问题,你们必须早点研究这些东西。"

在他余下的几个月里,乔喜欢过来检查基建和研究院的进展情况。有一次,我和他及阿拉伯联合酋长国大使尤塞夫·奥泰巴正走过医院大厅,他突然瞥见了他以前路过大厅时认识的两个孩子,他很喜欢停下来与患者聊天并与他们中的一些人非常亲近,特别是有几个患肿瘤的孩子是他的最爱：一个因肿瘤失去一条腿但仍然喜欢跳舞的女孩，一个患有白血病的男孩，男孩希望将自己的一生致力于寻找儿童癌症的治愈方法。

　　当我看着乔弯膝蹲下与两个孩子视线对齐并与他们交流时，我不禁想知道，他所憧憬的研究院是否有朝一日能让孩子在50多年后免于遭受即将导致乔死亡的这样的疾病。

# 第三部分　新前沿

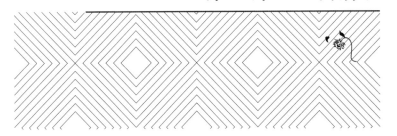

# ▶▶▶ 第十九章
# 雄心壮志

2011 年春,在当了美国国家儿童医院 16 年的首席执行官之后,内德·泽克曼决定退休。我通过小道消息了解到医院董事会想聘请一名医生或护士担任新的首席执行官。这是一种新兴的趋势,美国国家儿童医院早期通常由医生担任领导。我在小乔瑟夫·罗伯特外科中心的工作引起了董事会的注意。有几位董事会成员找到我,他们想知道我是否有兴趣担任首席执行官一职。

刚开始,我对让我来领导整个医院的想法感到惶恐。因为医院早就变成了一个庞大的商业机构,从某些方面来说,工商管理和商业顾问们或许更适合来管理这样一家千万美元的机构。不过,在创建谢赫·扎耶德小儿外科创新研究院和小乔瑟夫·罗伯特外科中心的过程中,我从乔那里学习到了很多关于战略和领导力方面的知识。我目睹他如何将想法变成现实,我在想自己是否能在医院层面做出同样的努力。自从担任外科主任后,我发现我喜欢带领队伍从大局考虑并寻找解决方案。尽管如此,我还是处于矛盾的状态：一方面，对自己目前所取得的成就感到自豪；另一方面，对于是否接受超出自己能力范围的事情持谨慎态度。

我担心如果我接受了首席执行官这个职位，乔会不开心，尽管他曾经教了我这么多。伦道夫医生非常厌恶把医学与商业结合在一起，他从来不信任行政管理人员，也从来没想过要成为其中一员。我感觉我必须给他打个电话讨论下这件事情，但同时也担心他对此不会有热烈的反应。

一天晚上，我下班回到家，还没来得及脱掉外套就拿起电话打给伦道夫医生，电话铃响了两三声后他就接了起来。

"杰德，"我忐忑不安地直呼其名，尽管我已经将近60岁了，"我有个这样的机会……"

当我说出这句话时，我知道他马上会吃惊地瞪大眼睛，就像几年前霍尔布鲁克博士来找我谈关于质量与安全项目时一样。我硬着头皮继续说下去，列出了接受这一职位的种种好处和坏处，然后停下来听听他会说什么。

"你的意思是你要放弃医学？"他说。

"呃，我还不确定。"我回答。

"你和我都明白，当你带着一个孩子进入手术室，在你与这个珍贵的孩子之间不可能存在行政人员，"他说，"你确定你想放弃吗？"

我当然明白这样的情形，但我不确定是否完全说服了自己。

在经过深刻自我反省以及与艾莉森多次长谈之后，我认为接受这个职位与其说是对医疗事业的背叛，倒不如说是对工作成就感的放弃。杰德是对的，没有什么能比得上在手术室里的感觉。但我相信在我自己放弃手术室之后，我可以让更多外科医生、专家获得更大的成就感，同时让我们最珍视的孩子们获得更好的体验。我从来没有得到过伦道夫医生的全力支持，因为以他学院派的传统观点，医生不应该将自己的时间花在医学的商业方面。虽然我对于自己即将把大多数时间花在办公室、董事会的会议室而不是手术室或急诊室还是耿耿于怀，但我觉得我不应该放弃这个机会。

在我继续一意孤行，成为 CEO 候选人之前，我觉得我必须先说服乔，告诉他我不会放弃我们共同创建起来的项目，于是我驱车去了他家。

在他生命的最后几个月，乔最喜欢待的地方是阳光房。它就像一个温室，温暖又潮湿，阳光房里种满了绿植和树木，地上铺满了厚厚的树叶，以至于我不得不把树叶扒拉到一边才能走过去找他。他坐在一个超大的躺椅上，成堆的书籍和杂志触手可及。他把他剩余的时间和精力全部用来给他的家人和朋友。他的头脑仍然清醒，但身体虚弱不堪。看到曾经强大的拳击手如今只能坐在躺椅上，这样的场景简直令人心碎，但他依然十分乐观和坚韧。

"乔，我想我很快就有机会将谢赫·扎耶德研究院和你创建的中心提升到一个新的高度。"我开启了对话。我想他一直是高瞻远瞩的，我这么说也许能从他那里获得全力的支持。

他盯着自己的信件，头也没抬。

"你可能已经听说内德·泽克曼快要退休了,他们打算让我接替美国国家儿童医院 CEO 的职位。"

当他默默地思索如何回答的时候,他的眼睛一直盯着自己眼前的信件。

这时,我发现他身后的书架上放着一双拳击手套,我想到用另一种办法再试一次。我刚刚在超市见到了米格尔·冈萨雷斯的母亲,我已经为那个孩子做了将近 16 年的治疗。米格尔从出生那天起就被大家称为"战士"。直觉告诉我,向乔讲述米格尔的故事,并借此告诉他我怎样才能把从他身上学到的经验应用到整个医院,这也许是说服乔的一个好方法。

"我刚刚遇到一个患儿的母亲,这个患儿是我有史以来最难对付的患者之一,而这个母亲也是为了孩子可以在大街上跟人打架的那种。"我说。

乔好奇地抬起头。

"你知道,我这项工作的最大好处是我可以与孩子和他们的家人们建立长期的关系。有些手术一旦完成就一劳永逸了,但还有一些需要多次手术,并且随访数年。正是这些病例促使我去思考,并最终改变了我。"

我找到了切入点,开始讲述我的故事。

米格尔出生时能够自己呼吸,这是他生命中的第一个奇迹。

出生缺陷有时就像滚雪球一样,通常并不是单一的或局部的。当婴儿的一部分解剖结构在子宫内发育异常时,通常会引发相关器官或系统的一系列异常。

米格尔出生时没有肛门，他的肠子、肾脏、脾脏发育都很差，肺也很不成熟，几乎没有功能。"先天性"这个词我们经常听到，指这些异常与生俱来。但这个词的含义模糊且常被误解，实际上它仅仅表示问题在出生时就已经存在，但这些问题并不一定是遗传性的，它可能是由怀孕期间的多种因素引起的，比如母亲酗酒、抽烟、孕期压力过大及母亲本身的疾病等。

但米格尔的母亲给孩子提供了一个充满坚韧和爱的怀抱。多洛雷斯·冈萨雷斯同时打好几份工，夜班、白班和周末班。英语是她的第二语言，但当她说"谢谢你"和"我的儿子"时，不带任何口音。

在面对复杂的综合征时，我们外科医生总是习惯于按照顺序来思考，计划通过一系列步骤来解决诸多问题。想要确定米格尔的结肠造口术是否可行的唯一方法就是手术。因此，我们将打开他的腹腔，改变结肠方向，把结肠拉到腹壁上做个造口，并在造口上套一个"袋子"，然后他余生都将通过这个造口来排便。

这样一步接一步的手术方法也可能存在误导性。对于米格尔来说，他身上每种缺陷都可以通过相应的手术来矫正，但要把所有这些单个手术合在一起就非常复杂了，同时还要考虑这些手术会带来的并发症。也许第一次手术成功以后米格尔将不再需要生命支持，但为了活下去，他仍要做很多次手术。但这样活着值得吗？应该由谁来为他做出决定呢？

　　我们外科团队想立即动手解决问题,但新生儿科团队提醒我们要从全局来考虑,不仅要考虑每一步手术的可行性,而且要考虑米格尔的长期生活质量。第一天早上,他们就留给我们一个悬而未决的问题:对于米格尔,我们的目标究竟是什么?让孩子承受多年痛苦而又昂贵的医疗干预,其最终结果又会是什么呢?

　　当天晚些时候,我去新生儿重症监护室找冈萨雷斯夫人谈话。她一直陪在米格尔身边。婴儿暖箱散发着热量,她额头上汗涔涔的,圆圆的脸蛋在橘色的灯光下闪耀着慈爱的光辉。“这不是我们能替他做出决定的,”她平静地说,“请不要放弃他。”我对此很感动,但并不完全确定。

　　在新生儿重症监护室隔壁的一个小房间里,外科医生、新生儿科医生和护士们聚集在一起讨论米格尔所面临的伦理困境,他的母亲并不在场。随着医学的不断发展,这样的困境将作为首要问题越来越频繁地出现在我们面前。我们围坐在桌子旁,试图想象米格尔将来的生活轨迹。一般来说,外科医生都是坚持到最后才放弃的,因为我们外科医生总是认为几乎所有临床问题都有办法通过手术来解决。接下去的几年里,我们可能需要完成10次左右的手术来帮助米格尔活下去,但我相信每个手术都是可行的。

　　新生儿科医生在某种程度上同意我的观点,但他们最终让我意识到了现实的残酷:我们虽然可以让米格尔活下来,但无法给他很好的生活质量。除此之外,所有这些手术的花费都是昂贵的,米格尔虽然有医疗保险,但只能报销实际手术费用的一部分而已。虽然儿童专科医院可以通过慈善资金来帮助这些家庭,但并不能为每个患儿包揽所有的费用。

在剩下的会议时间里,我们都在谈论米格尔的母亲。在儿童专科医院工作的我们已经对孩子父母不可思议的奉献习以为常,他们的忍耐、坚持和毅力会让战争英雄都感到惭愧。我们在做决定时是否应该考虑这位母亲的奉献?有人说:"但有这样的母亲,也许……"然后,我们就放弃了。我们钦佩冈萨雷斯夫人,但最终,我想我们大多数人认为她只涉及我们在给出建议时需要考虑的伦理问题。我们无法将爱和奉献纳入科学的计算公式里。

我们决定给出不做手术的建议。当我们结束会议穿过大厅去告诉米格尔母亲时,我在心里过了一遍我要说的话,希望自己在面对她满脸痛苦表情时能够坚强一点。

她以惯常的姿势站在孩子床边,我看着她,从她脸上读出了优雅、刚毅、悲伤,以及至高无上的宁静,她没有主动开口。

她的沉默让我感到不安,我不知不觉地把我要说的话变成了一个问句。"这只是后续很多次手术中的第一步,你确定要经历所有过程吗? 我们能预见米格尔的生命中要承受很多手术和痛苦,你确定要让他经历这些吗?"

我觉得喉咙发紧,我敢肯定那时的我在她眼里就像个傻瓜。

"我要你给我孩子做手术,"她用浓重的口音说,"他会好起来的,他一定会很棒的,请把你手上的文件拿给我吧。"

当我看着她签署知情同意书和授权书时,我告诉自己,至少孩子的大脑功能还是好的,这意味着我们要做的事就算不够理性，但也是合乎伦理的。

切下手术第一刀以后大概过了半小时，我感到非常生气，不是因为米格尔的母亲，而是因为我自己，因为我没有能够更精准地判断米格尔的未来。

令我吃惊的是，术中我们发现肠子的长度足够，使得能够拉到腹壁进行造口，将来粪便可以通过这里排到造口袋内。后来我们还发现，这样的意外其实只是米格尔给我们众多惊喜中的第一个。

在接下来的几年里，米格尔的肺部逐渐发育成熟并稳定下来。我们对他的肾脏和消化道都进行了重要的干预。每次看到米格尔，他是那样茁壮地成长，我们都不由自主地惊叹他顽强的生命力。米格尔的护士琳达·哈格在长期护理他的过程中已经成长为集医疗秘书、社会工作者、代理母亲等数职于一身的超人。琳达带领着一支高效的护理团队，将一系列不可能的问题变成了可能。随着身体状况的好转，米格尔的个性也逐渐变得开朗，脸上总是笑嘻嘻的，虽然不算很外向，但很愿意与你击掌鼓劲。

10 岁时，米格尔因为肾脏问题需要急诊手术。在做术前检查时，他平静地看着我说："医生，您一定要帮我，这样做完手术我就可以踢足球了，我想当足球运动员。"他完全和他母亲一样淡定。

记得第一次手术时，我为自己而生气，而这一次我觉得很欣慰。在我们的帮助下，这个男孩活了下来，而他的母亲则让他能一路奔跑。现在自信的米格尔憧憬着未来他也能踢足球。

在陪伴这个家庭将近10年后,琳达在某种程度上成了米格尔的第二个妈妈。那年春天,她和冈萨雷斯夫人联手请求我允许米格尔在一个专门为结肠造口儿童开设的营地踢足球。起初我是抗拒的,甚至故意置之不理。米格尔肚子上有结肠造口术后留置的造口袋,我担心足球碰到他的腹部会危及其多年的手术成果。

但是他们母子俩一直缠着琳达,琳达也一直追着我。在一次检查中,米格尔用字正腔圆的英语一本正经地跟我说:"那里有一个像我这样的孩子可以参加的营地。护士琳达在弗吉尼亚找到了它,并说你可以帮到我,这样我就不会受伤。我必须踢足球,我必须踢!"

他母亲微笑着说道:"琳达说你可以帮忙保护造口。"她的英语进步了不少,毫无疑问这是她儿子的功劳。我没想到她自己设计了一个"造口防护装置"并为琳达画出了草图。

最后,我屈服了,希望琳达做的这个"造口防护装置"真的管用。获悉米格尔出发去营地的那天,我紧张得几乎不能呼吸。

结果这一周过得非常顺利。第二年,他又去了这个营地。从那之后,他每年都参加足球训练营,直到他年纪太大不适合去了。我想象着这个我们曾经为他重建消化系统的小婴儿,现在像阿根廷足球明星一样四处奔跑。没有人能比米格尔更好地诠释伦道夫医生的那句口头禅——你永远不知道一只青蛙能跳多远。

乔专心致志地听我讲述米格尔的故事。我告诉他,我相信选择在儿童专科医院工作的人都渴望能留在孩子身边。不论是研究儿科癌症的医生,还是保安,这里的大多数员工出于保护孩子的冲动而选择留在这里工作。

"我想我可以把我们一起做的事情,把延长孩子生命的愿景与你对创新的热情结合在一起,不仅仅将它应用于手术,而且将它应用于科研、与家庭的互动以及介于两者之间所有的一切。"我说,"如果你的理念可以超越医院的边界,试想一下,我们有多少事情可以去做啊。米格尔是一个战士,他提醒了我,每个孩子都应该像他一样幸运。"

我告诉他,我相信把从米格尔身上学到的经验延续下去的最好方式就是建造一家将传统学院派的优势与令人激动的创新结合起来的医院。

"这些都是你正在做的,柯尔特。"乔终于准备好开口了,他慢条斯理地说。肿瘤带来的痛苦让他放慢了说话的速度,笑容也有些滞后,但只要他锁定了观点,就仍然可以看到他昔日的神采。"在我们追求触手可及的创新的同时,儿科医学永远不能忘记孩子本身。这点你教我最多。"他把信件扔在杂志上,然后说道,"但我怎么能确定我们的工作不会因此而失去推动力?"

我知道这是他最关心的问题,我告诉他,作为医院首席执行官,我将处于更有利的位置来推动我们共同创建的两个项目并取得成功,因为我可以确保项目获得所需的资源和领导力。我们共同创建的工作蓝图可以变成是整个医院的蓝图。

"更多的米格尔将会获得战斗的机会。"他说,他的眼里放着光。

"整个医院会变成一个很大的拳击台,乔,"我说,"每个孩子的团队都能参与竞技并激励他们前行。"

他虚弱地笑了笑,点点头。他立即开始指导我准备即将到来的面试。他告诉我要关注每个孩子的长期愿景,要关注儿科医学的未来,要关注对家庭更友好医院的建设,要关注医院的综合性和可及性,要关注人文关怀与前沿创新的齐驱并进。米格尔不应该是特例,而应该是常规。

接下来的一周,我接受了医院 CEO 招聘委员会的面试,并很快得知我是进入决赛的选手之一。最终的候选人要进行最后的演讲,以阐述医院未来的愿景及最具创新性的设想。在与乔多次会面后,我把演讲重点放在对我来说很自然的主题上:第一,创建能丰富儿童和家庭生活的医院文化,不让疾病中断他们的生活。第二,优先考虑对行为心理健康以及大脑功能的研究。第三,尽可能在生命早期甚至胎儿阶段就进行创新性研究,以优化孩子成年后的生活。我认为,这些合在一起就是儿科医学的前沿。

2011 年 7 月,医院董事会主席吉姆·林涛特打电话通知我被选中了。我将从 9 月 1 日开始履新。我还有几个月的时间来完成我对乔的承诺,强化中心的建设工作,并利用所学的经验对医院进行改革。乔的身体状况不断恶化,我隔三岔五去看望他,并意识到自己在反思他的童年经历,一个坚强、在城市长大男孩的经历。那个夏天,我试图把他看作一个健康而顽皮的男孩,而不是一个垂死之人。

七月底和八月初，我决定走访我们医院在华盛顿特区及周边地区的前哨站点。美国国家儿童医院有八个专科门诊中心和许多初级保健网点，它们是医疗资源匮乏地区儿科诊所网络的一部分。我们还经营着一些流动的儿科诊所，以满足那些缺医少药的学校和社区的基本医疗需求。这些流动诊所大多数位于"河东"的阿纳科斯蒂亚，华盛顿特区一半以上的孩子住在那里。当我开始走访这些网点时，乔的声音一直在我脑海里回响，提醒我医院应该致力于为我们社区的所有儿童服务，尤其是那些在铁轨另一侧或河东岸长大的孩子。

开车穿过阿纳科斯蒂亚，我看见一辆40英尺长的蓝色拖车，侧面贴着孩子们的脸，我知道我找到了我们的移动医疗诊所。它停在大西洋露台住宅区的中央，这是一组砖砌建筑，中心有一个广场。我爬上台阶，打开铁门，找到了玛茜·怀特医生，她曾经是这里的居民，她旺盛的精力和对患者的奉献精神在几年前就给我留下了深刻的印象。她正在为一个小男孩检查身体，小男孩的嗓子红得让我无法想象他如何能咽下东西。

怀特医生告诉我，她之所以选择在阿纳科斯蒂亚工作，是因为如果没有合适的医疗服务，像这样的小男孩就不得不承受几天或几周的病痛。在这里，她可以最大限度地帮助别人。时至今日，她说的一些话常常萦绕在我耳边："回到医院确实很棒，但我认为这里是我们可以真正为孩子们带来改变的地方。"

怀特医生的使命是尽自己最大能力去满足社区的基本

医疗需求,包括免疫接种、年度体检和一些慢性病的早期筛查,例如镰状细胞贫血或铅中毒,她还想帮助那些正在与压力和其他心理健康问题作斗争的孩子们。她对基础医疗所投入的热情让我印象深刻,但我也感觉到她自认为已经与传统的医学潮流背道而驰了。在传统观念中,人们认为医生只有从事专科治疗才能获得相应的资源、收入和声望。

当她完成检查时,与男孩击掌相庆,并开了抗生素处方。他患有链球菌性咽喉炎,在安纳考提以西的其他地方,这个病很可能 24 小时内就能够得到诊断和治疗,但在这里却已经延误了五天。

怀特医生看我对她的工作很感兴趣,就邀请我参观我们移动医疗项目的总部,总部位于一个名叫赛亚克的创意开发区,坐落于阿纳科斯蒂亚河以东的八区。开发商克瑞斯·史密斯和他的合伙人斯凯普·麦马洪在河上无偿建造了一座桥,他们决定将系列非营利组织——华盛顿芭蕾舞团、莱文音乐学院,还有由美国国家儿童医院运营的初级保健诊所等集中在一起。怀特医生向我介绍了她的团队。团队除医生和护士外,还包括社会工作者、家长辅导员、家庭服务助手和心理学家,所有人都致力于照护好这里的所有孩子。

在停下来和孩子们以及他们的父母说话之前,她拉着我的胳膊肘说:"我们去附近转转吧。"

我们跳上了一辆牙科汽车,我很快了解到这辆汽车是用来为整个社区提供口腔健康服务的。牙齿疾病是儿童最常见的感染性疾病,尤其在贫穷地区。许多人最终会患上严重的牙齿和牙龈疾病,这会引发炎症和慢性感染,从而对他们的整体健康产生长期影响。医疗补助等公共保险计划要么没有涵盖牙科服务，要么只能报销很少的一部分医疗费用，而且河对岸的牙医也很少。

当怀特医生与司机交谈时，我意识到他就是著名的拉里先生。在医院，他以对患者和工作人员的慈悲关怀和善行而闻名，他温和地引导陷入困境的青年并在流感季节加班无数个小时。参观途中我们经过某个地方时，怀特医生示意司机停车。司机猛踩刹车，车子剧烈颠簸，我感觉到这种情形非常常见。怀特医生指着一位推着婴儿车的母亲，婴儿车里躺着一个孩子，她身后还跟着几个蹒跚学步的孩子。

"我去把他们拦下来。"拉里先生向前开车，将车停在一个十字路口。

怀特医生从车里跳下去，给了那个母亲一个拥抱后开始激烈地交谈，看得出来，她是真的在跟她讲事情。

"她生气了？"我将信将疑地问拉里先生。

"你确定她是生气了吗？"他捧腹大笑着说，"怀特医生不喜欢孩子们错过预约时间。尤其当他们错过好多次时——哦，我的孩子。"

"看来你狠狠地训斥了那位母亲。"当她终于回到车上时，我对她说。怀特医生笑着摇摇头并告诉我，她在十几岁时就喜欢这位母亲，她现在成为孩子们的儿科医生，她不喜欢这个母亲把孩子们最近几次的预约都错过了。

"那她说了什么？"我问。

"明天9点，"怀特医生诚实地说，"拉里，我已经听她说过一百次明天可能会来了，所以你得去接他们一下。"

拉里先生微笑着点点头。我开始确信怀特医生是奥根医生——一位尽职尽责的社区医生的最新翻版。

那天晚上开车回家的路上，我想到了乔·罗伯特，也想到了1870年创立儿童专科医院致力于照顾孤儿和残疾儿童的那些敬业的女士们。他们利用他们所创造的庞大网络做了什么？自从被任命为CEO以来，我一直在思考顶级儿童专科医院的必备条件是什么。像学院和大学的排名那样，美国"新闻与世界报道"提供最具影响力医院的排名。他们的主要评价标准是每个专业所诊治病例的数量及预后，也就是所谓的"声誉"。但没有考虑到为社区提供的初级保健。如何给怀特医生和她的团队以及全国各地的类似团队进行评价并打分呢？应如何将为整个社区提供医疗服务、降低婴儿死亡率、促进精神健康和预防保健等因素纳入医院卓越性的评估？

在我访问阿纳科斯蒂亚后不久，美国国家儿童医院参与了社区健康需求评估。当时，华盛顿的大部分医院以及许多家庭和社区组织需要参与此项评估。我们询问了人们对医院的感受，他们最需要从医院获得什么。虽然从事外科工作这么多年，但这些答案还是让我大吃一惊，它们与卓越的专科医疗或高尖端技术无关。家长们将精神健康服务、健康素养、慢性病照护的协调以及糖尿病、肥胖症和哮喘等困扰社区的问题放在首位。

当我在琢磨这些答案时，我的脑海中不断浮现出孩子们在怀特医生移动医疗诊所进进出出的景象。这些孩子正在接受检查、筛查和免疫接种，这些就是父母所期盼的初级医疗服务。

通过这次调查和对阿纳科斯蒂亚的走访，我产生了要重组医院的重大设想。当我在秋季开始担任新职位时，我决定重组医院领导层并将初级保健负责人丹尼斯·考巴兰博医生提拔为首席医疗官。这看起来是个简单的变动，但它确实是一个强烈的信号，即专科医疗和初级保健将获得同样的关注和资源。丹尼斯·考巴兰博医生的创新将确保我们能为社区中的每个孩子提供服务，这将成为我们的首要任务，而不仅仅服务那些患有罕见疾病的孩子，不管这样做是否会影响我们医院在全美的排名和声誉。我们将在治疗链球菌性咽喉炎、铅中毒或心理健康筛查等方面投入与癌症研究及微创手术一样多的热情。

我告诉乔这些变化，他的身体状况正每况愈下。他为这一点一滴的变化感到高兴，这更加激励我对新方向付出加倍的努力。乔对儿科医疗的具体实践和创新研究充满了一样多的热爱，现在他对医院有更深的了解，意识到联动医院最高领导层会给医院带来真正的转变。

12月初的一个晚上，乔的家人打电话给我，他正在家里接受临终关怀，他的生命力正在迅速消退。我赶去见了他最后一面，我握住了他的手，低声对他说，我会尽力帮助身边的每个人来实现他的愿景。我没有告诉他我有多想他，我没有告诉他我从他那里学到了多少。我只是告诉他，他的愿景会一直持续下去。那天晚上，他就离世了。第二天，我就真正启动了实现这一愿景的工作。

# 第二十章
# 导航医院

在我成为医院首席执行官前，八月的一天，我去我家附近的一个公园参加了一次社区烧烤。有几个朋友听说了我的任命消息，都过来祝贺。正当我站着和他们聊天时，我的另一个朋友贝弗利径直向我走来。她有个十几岁的儿子本杰明，患有严重孤独症，他经常到美国国家儿童医院看病。

"柯尔特，我很生气，也很受伤。"贝弗利说着，眼泪就在她眼眶里打转，"我们一家人永远不会再回到你们医院去看病了。我不想因此影响我们的友谊，但是你要知道我们在医院的经历很可怕。我担心可能会对我儿子本杰明产生深远的影响。"我看了看我的朋友们，觉得自己脸都红了。

我试图回想起最近我是否有在哪方面照顾过她儿子的治疗。我的邻居们给我们留出一点谈话的空间。贝弗利整理一下自己，我向她致歉，并且催促她快告诉我到底发生了什么事。

本杰明在我们医院做了两次手术，一次是修复内嵌的脚指甲，另一次是洗牙。他的孤独症非常严重，严重到对陌生人的触碰有强烈的反应,因此两次手术都需要麻醉。为患有严重孤独症的孩子精心策划一次成功的手术已经是非常困难了,况且他需要协调两个手术,一个涉及牙医,另一个涉及外科医生,肯定会给家庭和孩子带来很大压力。贝弗利给医院的不同诊间都打了电话希望调整时间,以便两个手术可以同时进行,但由于医院的官僚作风,最终她放弃了。本杰明不得不被送到医院两次,接受了两次麻醉。

"对所有人来说,更人道地协调这些预约会让事情变得更容易、更高效,花费也会更低。"贝弗利说。"想想要两次让本杰明为这样简单的手术而入睡所付出的代价吧,你能想象他第二次的反应吗?你知道看着他那样痛苦和愤怒时我是什么感受吗?"

她的怒气又上来了。但我没有把注意力只集中在贝弗利和她的儿子身上,我所想到的是,在美国肯定有成千上万的母亲处于与她一样的境地。我现在能听到这些只是因为我们住在同一个社区。那些无法在吃着热狗西瓜时就可以撞见医生的家庭该怎么办呢?

"我去看看。"我说,又回到了尴尬时脱口而出的陈词滥调。但我想起了伦道夫医生的警告,我应该接受它,所以我加了一句:"最终,我一定会为此负责的。"

作为首席外科医生,我负责处理她儿子的情况,因为我管理着医院的外科医生、麻醉师,还有手术室。我自认为我是一名相当出色的外科医生,但我没有关注到为孤独症儿童安排手术的独特机制,也没有真正了解外科与其他科室的协调情况。我很快意识到贝弗利给我上了很重要的一堂课,让我明白作为首席执行官我需要面对什么。近年来,许多家庭和朋友来找我,讲述他们孩子的行为和心理问题。我曾把心理问题作为我向医院 CEO 招聘委员会陈述的一个关键部分,现在我必须践行我的诺言。

在几位护理同事的帮助下,我开始思考怎样才能帮到贝弗利和她的儿子,以及许多像他们一样的人。很显然,我们必须创建一个新职位,其具体要求是什么呢?

这个人需要深入了解医院,从皮肤科到心脏科,医生评估孩子和会见父母的各个专科诊室和办公室,还要非常熟悉医院各个大楼复杂的运作和布局。这是一项艰巨的任务。医学如此高度专业化,以至于我们很少从深耕领域抬头仰望星空。这份工作的另一个要求是对儿童及其家庭的心理和情感需求具有高度敏感性,特别是患有孤独症或其他心理健康问题的儿童。这个人需要有很强的协调能力,能够识别官僚主义作风,能预见医疗服务提供者相互之间的冲突。

在我与贝弗利相遇后不久的一个晚上,我和爱丽森在家里共进晚餐,我们为一个好朋友被诊断出侵袭性乳腺癌而感到悲伤。我们数了数最近听到的被诊断出乳腺癌的朋友们,共有十几个人,他们中半数人已经确定了治疗方案,另一半却已经被病症击垮。在这个压力巨大的时刻,他们每个人都在苦苦挣扎如何得到最好的治疗,是该选择放疗、化疗还是手术治疗等问题。

过去,很少有资源可以指导他们做出正确的决定,但现在有一些肿瘤医院已经开始雇用一种新的护士类别,称为

"护士领航员"，帮助乳腺癌患者讨论如何应对复杂的治疗。几个朋友告诉我们，他们非常感激有这样的资源。突然间，我意识到这正是美国国家儿童医院所需要的。

"我的领航员护士救了我的命，她就像放疗和化疗一样不可或缺，"一位朋友告诉爱丽森，"是她帮助我治愈了癌症，如果不是她，我可能会做出错误的选择，而且预约和协调血液检查等所带来的压力可能还会加重我的病情。"

那天晚上，我无法入眠，我确信我首次清晰了关于心理和行为健康治疗的一个重大愿景。第二天早上，我让团队对护士领航员在癌症治疗中的作用进行深入研究。我有一种预感，我们可以运用这种理念来帮助那些有孤独症孩子的家庭，还有那些复杂疾病或者有特殊需求的患者。

问题是，医疗保险公司永远不会为这个岗位支付费用补偿，虽然我们肯定这个岗位会改善临床结果并降低医疗费用，但是我们永远无法用一行项目或报销代码来证明护士领航员薪资的合理性。在确定这个岗位的合适人选之前，我们甚至就已经知道这一点，这个岗位需要有慈善支持才能得以维持。

在与我们医院慈善团队合作中，贝蒂和裘克·怡文是最慷慨的两位支持者，我们从他们那儿获得了一些试点基金。他们立即捕捉到了这个理念的好处，而且承诺帮助我们创建这个岗位并制定策略。我和我的护理同事起草了岗位职责并且把这个岗位命名为"儿科护士领航员"。我知道这个岗位在乳腺癌中心所取得的成功也会在儿童专科医院引起强烈反响。

随后，我们马上着手寻找一位临床经验与个人魅力都很出众的人，这个人不仅能与医疗专业人士交流，能哄着他们并说服他们，偶尔还能代表家庭指挥他们，并且还要有足够的勇气，敏感而坚定地与那些总是不能接受医院医生诊疗行为的父母打交道。这个人必须像主教练一样，监管着一群助理教练和明星球员们的预约、需求、才能、自我和野心等方面的进度编排，所有这些服务都是为了让孩子和他们的家人能够轻松些。

没多久，我就盯上了爱凌·瓦特，她是血液肿瘤科的护士，一直以来都和患者相处得很好。无论什么时候，只要我不得不做一些让孩子们感到痛苦的操作，孩子们似乎都希望她能留下来陪着他们。她只上夜班，所以我们很少见面。她自己有五个孩子，这就解释了她为什么选择一直上夜班，她希望孩子们早上醒来和下午放学回家时都能在家里看到她。

那年春天，为了一场名为"勇敢剃去头发"的募捐活动，我和其他董事会成员、医生、护士以及患者一起站上了医院中庭的舞台。我们都得到了捐赠人的承诺，如果我们都剃光头发，他们就会给我们的癌症项目捐赠资金。理发师已经就位，摄影师拍下了几缕头发散落在地板上的照片。在那个星期晚些时候，有人把照片传到了医院网站上。第二天，爱凌给我发一封电子邮件，开玩笑说我的头原本就已经秃了，所以并没有剃掉多少头发。对啊，爱凌不就是那个拥有完美的技能组合的人选吗？于是，我鼓励她去申请这个岗位。

"直到你告诉我，我才知道有这个岗位，我从来没想过这个岗位适用于小儿专科护理，"后来爱凌告诉我，"所以我花了一些时间来研究护士领航员的起源，他们在优化乳腺癌治疗及提高治疗质量和有效性方面的作用。当我研究明白，想象到能给孩子及其家庭带来许多可能性时，我就确信我想从事这份工作。"

我到新岗位不久，爱凌也开始到她的新岗位工作，我们共同致力于帮助患者家属适应医院生活，这是我担任首席执行官后的第一项重大举措。儿童所需要的心理和行为照护自然成为主要关注点，因此我很高兴能够履行我对董事会的承诺。

爱凌的首个病例是一个刚开始学步的幼儿史蒂夫，他患有孤独症和无法治愈的脂肪代谢障碍相关的遗传性疾病。我们采取了许多干预措施，而他已经对治疗产生了创伤后应激障碍。这次因为肾脏问题需要手术，有多位专科医生参与治疗，包括接替我担任首席外科医生的托尼·赛德勒医生。他的母亲希望庞大的医疗团队中的每个人都清楚史蒂夫要做的手术，她想听到团队中所有专家关于史蒂夫手术和康复的相关建议。爱凌与所有参与史蒂夫治疗的专家进行了沟通，并制订了评估计划，以确保手术和康复方案能充分考虑到他所患有的罕见遗传疾病，并确保他的安全。手术后，她协调了史蒂夫的后续医疗护理。在史蒂夫住院期间，她教他的母亲如何组织史蒂夫的医疗信息，向她解释医院还有哪些额外的支持服务，并创建了一个联系人列表来协调史蒂夫的所有预约。

有一天，我在医院举办的孤独症研讨会上遇到了史蒂夫的母亲,她径直向我走过来。刹那间,我又有了那天在社区烧烤时贝弗利向我走过来的那种感觉。"有了这个护士领航员,我的生活轻松了很多,"她说,"但最让我开心的是我儿子的压力减轻了,我相信他能感觉到我没那么紧张了,因此他也跟着放松了。"

在帮助了史蒂夫以后不久,爱凌就接待了贝弗利的儿子本杰明。几个月后的一个早晨,我看见贝弗利在散步,她再次径直朝我走来,这次她的脸上挂着灿烂的笑容。

她说:"天哪,这个护士领航员把所有事情都做得很好,柯尔特。你看我比以前开心多了,你应该去看看本杰明,他更开心。"

这是我担任首席执行官以来,第一次从朋友那里得到称赞。在回家的路上,我想起了我第一次不得不为一个朋友的孩子做手术时伦道夫医生的建议:正因为我是他们的朋友,所以是做这个手术的最佳人选。团队合作的概念和让父母成为团队成员的想法,来自我职业生涯早期的经验,为创建护士领航员这个岗位奠定了基础。爱凌欣然承认,她确实就像那些接受了她的优质服务的家长说的那么好。

现在许多儿童专科医院非常认可护士领航员这个岗位,通过一种只有儿童专科中心才能做到的方式,让成千上万的患儿和家人可以轻松些。护士领航员帮助父母甄选和管理患儿的医疗团队,确保父母能充分了解和利用医院的资源。这个岗位最终让治疗变得更有效、性价比更高,整体来看并没有增加成本,但医疗保险公司依然不能支付这个岗位的支出。对我来说,护士领航员的角色是我们作为社会的一员，应该对孩子的健康投资进行彻底反思的象征，护士领航员从治疗结果、情感健康或财务核算的任何一方面来计算都很有价值。

我已经在一个项目上取得了成功，但乔的声音在默默地怂恿我进行一个更大的、全院范围内的变革。

# ▶▶▶第二十一章
# 心理健康

作为社区里的一名医生,意味着永远随叫随到,而且不仅仅局限在医院。全天候接听朋友和邻居的电话,不论是扎进皮肤的小刺还是严重的过敏反应,是工作中最令我满意的部分之一。

在成为医院的首席执行官后,我敦促人们继续给我打电话,如果他们不给我打电话,我会非常记挂。事实证明,我的担心是多余的:咨询电话不断打来,每个电话都在提醒我,医生就像优秀的拉比或牧师一样,在社区中发挥着特殊的作用。对大多数儿科医生来说,这种为有需求的家庭服务所带来的成就感可以弥补儿科医生薪水较低的遗憾。我认识的大多数儿科医生欣然接受自己的角色,使儿科照护成为一个与众不同的领域,既是一种职业,更是一种使命。

在我担任首席执行官大约一个月后,某个周五晚上 11 点左右,电话响了。

因为两个儿子当晚都出去了还没回到家,爱丽森和我紧张地对视了一眼,像所有家里有十几岁孩子的父母那样。

我接起电话,发现是我的朋友汤姆·强生打来的,他有一个 14 岁的女儿,聪明漂亮,经常和我小儿子在一起玩耍。我和汤姆是好朋友,经常一起打垒球,我也一直很喜欢他随和的性格。那一刻,我的心跳瞬间加速。

但汤姆的电话与我儿子无关。他的女儿凯瑟琳正躺在床上昏迷不醒,他不知道该怎么办。他们那天下午刚去看了儿科医生,确诊为厌食症。当汤姆告诉我这些具体情况时,我意识到他并没有完全了解情况的严重性。我让他测量一下他女儿的脉搏,结果吓了我一跳。我担心凯瑟琳会有生命危险,她的心率在每分钟 50 次左右,她父亲几乎摸不到她的脉搏,她需要立即住院。

我经常和汤姆见面,从来没有任何迹象表明他女儿有什么问题。相反,我听说她在学校表现很好,在体育方面很有成就,正准备去考察一下各个大学。

然而,我不应该感到震惊,因为在过去的几年里,我接到了越来越多关于心理健康的咨询电话。人们似乎不知道该做什么,也不知道该如何寻求更好的帮助。在全美范围内,没有足够的精神科医生和心理学家、门诊诊所及长期支持系统来应对激增的心理健康和行为问题。更为严重的是,很多医院关停了心理科的住院病房,虽然患者的数量在增加,但实际的物力资源却在减少。

很多家庭一直否认他们的孩子存在问题,这是大多数病例的共性。心理健康问题仍然被视为是一种耻辱,父母通常不能发现问题或承认问题的存在,直到出现危机,这就是发生在汤姆身上的情形。凯瑟琳的儿科医生曾告诉过汤姆和他的妻子,凯瑟琳需要住院,但没有引起他们足够的重视。

我无法理解为什么儿科医生不安排凯瑟琳住院治疗,而是让其家人来做决定。神经性厌食症是饮食失调的专业术语,其死亡率从儿童和青少年的 5％ 到老年患者的 20％ 不等,风险极高。我在电话里安慰汤姆,根据我的经验,经过一段时间治疗,大多数厌食症患者的紧急情况可以转危为安,但这个治疗需要整个家庭参与。现在我们必须让凯瑟琳住院,因为在医院里我们可以为她补充营养液,解决目前危及生命的状况。

随后,我给医院打了电话,我为汤姆感到心痛,饮食失调通常是抑郁或焦虑等深层次问题的表现,我想象着汤姆和他妻子即将和女儿一起踏上漫长而艰难的求医之路。

当我打电话给心理科病房时,他们问了我一大堆关于汤姆家的医疗保险计划等问题,还问我要儿科医生的书面文件。我作为这家医院的首席执行官尚且如此,不难想象其他大多数父母会经历什么。显然,资源是如此宝贵,而我们心理科病房已经被拉伸到极限,并且许多保险公司不给报销心理科的治疗费用。住院团队在接收凯瑟琳住院前需要先了解她的医保参保范围。毫无疑问,即使没有合适的书面文件,凯瑟琳也会被收治入院,因为已经是深夜了,而且情况很紧急,不能因为报销程序而延误她的治疗。

和汤姆来来去去通了几轮尴尬电话后,住院部决定,不管凯瑟琳的医疗保险是否能报销,他们都会接收凯瑟琳,因为她已经处于危及生命的紧急状况。医院会代表家庭与保险公司协商，促使保险公司为凯瑟琳报销必要的医疗费用。对于那些患有行为和精神疾病的家庭来说，这种情况已经成为生活中令人不快的事实；对于医院来说，也是如此。现在我们面临的问题是缺乏能够被医疗保险覆盖的医保政策。

我提前给医院急诊室打了电话，他们做好了迎接凯瑟琳和她家人的准备。然后，我再回到床上睡觉，我对自己能够帮到朋友而感到欣慰，但我再也睡不着了。我躺在床上，想着汤姆和凯瑟琳接下去注定要经历的事情，想着有那么多家庭正在独自承担这个沉重的负担。

20%以上的儿童在生命中的某个阶段会出现心理健康问题，从出现症状到被发现并开始接受治疗的时间平均需要八年。从社会层面，我们没能把心理健康问题的早期识别和早期诊断摆在首位，尽管早期识别和早期诊断可以让心理健康问题更易得到纠正。

当我接受首席执行官职位面试时，我曾提出关于创建心理/大脑研究院的伟大想法，专注于让有心理问题的儿童及其家庭得到他们所需的照护，就像治疗有形的躯体疾病一样。我设想创建一个将神经学研究与临床医疗相结合的新院区。我希望这个机构在倡导围绕儿童心理健康的新政策方面起到引领作用。

在我担任医院首席执行官大约一年后，也就是在接到汤姆电话六个月后，发生了美国康涅狄格州桑迪胡克校园枪击案，这促使我努力去达成我的愿景。这次恶性事件过后，孩子们和他们的家人并没能尽快得到所需的治疗以避免悲剧的发生。我非常沮丧,于是在《华盛顿邮报》上写了一篇专栏文章,呼吁为心理健康研究和行为治疗提供更多资金。同时,我和我的团队一起策划了一个儿科心理健康高峰论坛。我们设想利用我们位于国家首都的这个最佳论坛,将全美的儿童专科医院和儿童精神专科的领头人汇集在一起讨论这个问题。

凯瑟琳这个病例是一个强有力的提醒,尽管我们有很多伟大的想法,但每天都有孩子处于危机中,需要我们的帮助。在她入院后的第二天,我不得不去芝加哥参加一个会议,在接下来的几天里我都没有收到汤姆的任何消息。如果患者父母不主动和我讨论病情,我就会顾忌着不要去侵犯他们的隐私。在我回到办公室的那天,汤姆出现了。我看到他在和我的秘书说话,明显很生气的样子,他脸涨得通红,情绪激动。他看到我时也没有像往常那样友好地问候我,而是用责备的目光看了我一眼。我邀请他到我的办公室,我们甚至还没有坐下来,他就开始责怪我:"柯尔特,我对这家医院感到很失望。"他直视着我的眼睛:"你去过心理科病房吗?我希望你没有,因为如果你有,你就应该做点什么。这对有行为问题的孩子不合适。他们需要配备与治疗患有躯体疾病孩子一样的设施,现在这样是不对的,你需要为此做些什么。"

几年前,我们新建了一座住院大楼,以小约瑟夫·罗伯特命名,用于收治有内外科疾病的患者。但是心理科病房没有被包括在该计划内,心理科病房仍然留在原来的位置,甚至都没有翻修。这些病房不是单人间的,进行集体疗法的房间幽暗又没有窗户，能给父母提供便利的设施也很少。

我感到很羞愧。我一直在倡导儿科心理和行为健康的变革，但在我自己的医院却做不到。这些患者及其家人觉得上当受骗了，我们并没有做到我们所宣扬的，我虽然做了一场关于心理治疗理念的巡回演讲，但是我所需要做的实际工作是十分艰难的。

我向汤姆保证我们将改造我们的设施。

我之前曾成功地吸引并招募了我在质量数据分析领域的合作伙伴凯西·戈尔曼（见第十六章）担任我们医院新的首席运营官。我的第一个电话就是打给凯西，我和她的团队在制定一个为心理/大脑研究院筹集资金的项目书，计划建造一个新的病房或院区并招募心理学家、精神病学家和神经学家来进行研究，但我们就是得不到关注。在过去的几年里，我们取得了一些小的胜利，一些慷慨的捐赠者挺身而出，帮助翻修了供住院患者使用的活动室，我们在精神病学科设立了一个客座教授职位，但我们没有形成滚雪球效应，没有获得我们所需要的用于翻新和提升整体设施、创建心理/大脑研究院的资金。

大约三年后的一天，我在我家附近的一家电器商店偶遇汤姆和凯瑟琳。他们一起大笑着，凯瑟琳抬头看着我笑了，我松了一口气。汤姆握住我的手，他手上的老茧提示他从事的是建筑工作。他高中一毕业就成立了自己的公司，现在经营着这个地区最成功的住宅建筑公司之一。我很想问问凯瑟琳的感觉如何，但我仍坚持我的原则，让父母或者患者先开始讨论这个话题。

"看！我的女儿，她有多健康，是吧，医生？"汤姆说道。他们笑容满面，凯瑟琳告诉我她正准备出国，去瑞典留学一个学期。

"你们那边怎么样，柯尔特？"汤姆问我，"我总想着有那么一天，我会带着我的钻头和锯子还有我自己的团队去翻修那个心理科病房。"

突然，我恍然大悟，汤姆身上有点像乔·罗伯特那种硬汉式的唠叨，而且他是土生土长的华盛顿人，或许他正是那个能够完成这项工作的人。

"我们尽快找个时间喝杯啤酒吧，汤姆。"我说，"我想和你聊聊。"

此后不久，我们在当地的一家酒吧见面，汤姆向我详细描述了他女儿勇敢的康复之路。他们接受了广泛的家庭治疗，在一位心理学家的帮助下，他们能更坦然地讨论凯瑟琳的病情。她和其他年轻女性一起参加了结伴治疗小组，共同讨论她们的希望和恐惧。在这两年时间里，美国国家儿童医院的心理科医生一直在管理她的抑郁症治疗药物，然后慢慢减量并停药。她和医疗团队一起努力治好了她的病。

汤姆向我详细介绍了我们医院心理科病房的优缺点，他同意发起一项慈善募捐活动，为全面整修病房筹集资金。他没有乔·罗伯特那样雄厚的资金，但他是一个更强大的扳手腕者，在六个月的时间里，我们筹集到了所需要的大部分资金。汤姆提醒我，美国国家儿童医院是属于社区的，医院依赖于社区，社区也同样需要医院。

那年夏天,我们组织了儿科心理健康高峰论坛,召集了全美一些儿童专科医院的领导和儿科心理健康专家参会,这两个群体原本存在于相对独立的领域。医院领导们意识到,他们需要让儿童心理学专科更积极、更清晰地参与进来,而那些在心理健康领域工作的人们也意识到,他们必须更积极地为自己去游说。这次活动取得了巨大的成功,增加交流的目标引发了双方共鸣。

两年后,我们又举行了第二次高峰论坛,这次会议促成了增加儿童心理健康资助的立法,更好地提升了心理健康方面的可及性和意识。

与此同时,在美国国家儿童医院,我们开始将心理学家和精神科医生与初级医疗保健医生安排在同一个诊所。这样,当普通儿科医生发现孩子有心理问题时,孩子可以立即得到诊治。我们还开设了远程医疗的试点项目,这样儿科医生可以快速邀请儿童精神病学家或心理学家进行远程会诊。这些工作正像呱呱落地的婴儿一样缓慢起步,但潮流正朝着这个方向慢慢推进,我确信创建心理/大脑研究院的伟大想法能够实现。

我开始向这个愿景发起冲刺,把注意力集中在医院附近的需求和不足上,等我们医院的工作变得比较有条理了,是时候采取下一步措施。作为美国的一家医院,我们必须帮助全美范围内的机构解决儿科精神卫生保健方面的危机,因为这些问题随处可见,如自杀、暴力、焦虑障碍、饮食失调、注意力缺失等。心理健康问题是儿科最大也是最难解决的问题之一,这些问题目前普遍存在,我们必须像处理癌症等复杂疾病那样严肃认真地解决心理健康问题。

　　心理健康是医学上最后的伟大前沿之一，但我们还没有在这个领域投入足够的精力和资源，在医疗保险覆盖范围和心理健康服务人员的培训方面仍然存在很多问题，我和全美各个儿童专科医院的同事们都发现，我们在心理健康方面几乎处于停滞状态。依靠筹款和募捐只能帮我们走出这么远。也许像汤姆这样的父母能够在全美范围内组织一些关注该问题的家庭，这样的力量可能会触发挽救我们孩子和社会所需的政治和文化变革。

▶▶▶ 第二十二章

# 儿童医疗辅导

当内森站起来发言时,我马上意识到这是凯西·戈尔曼给我设的一个圈套。

2009 年,凯西离开了美国国家儿童医院,成为费城儿童医院的护理部主任。当我成为首席执行官时,我说服她回到我身边,担任我们医院的首席运营官(COO)。首席运营官负责医院运营,管理从设备到医院与保险公司建立联系等所有事务。我喜欢这个想法,让一名医生和一名护士同时担任我们儿童医院的两个最高职位,这既是因为此举能向家长和工作人员传递特定的讯息,也是因为圈内人在创新的同时能带来专业知识。

凯西接受了我的提议,她担任首席运营官后的第一个举措是在礼堂举办患者及其家属恳谈会,她早早就邀请我参加这个会谈。会谈开场十分顺利,会上座无虚席,家长和孩子们都面带笑容、精力充沛。凯西似乎天生就能找到一种可以在不熟悉的地方快速建立社群意识的方法。

像这样的公共活动很可能会出现意料不到的事情,当内森站起来调整他的静脉注射导管时,我意识到可能会发生什么。"看看这些油漆的颜色和气球,"他开始说道,"小孩子们喜欢它们。但问题是,我们中的很多人不是小孩子了,我们是青少年。我爱我的护士们和医生们,但实话实说,我在医院感觉无聊透顶。"

我挪了挪椅子,瞥了凯西一眼,她回敬我一个淡淡的、会心的微笑。我转向内森,他无疑正面对着我说话。

"你们没有做任何能真正让青少年的医院生活变得轻松一些的事情,"他继续说道,"当我在费城儿童医院看病时,那儿有我们都喜欢的音乐工作室。他们为我们准备了游戏和活动。你知道吗,我们都已经过了看幼儿节目芝麻街的年龄了。"

凯西站起来和他互动,我想她已经发觉我受够了。他的观点被采纳了。之后我找到内森,问他关于费城儿童医院的青少年项目。我得知这家音乐工作室是以美国偶像节目主持人瑞安·西克雷斯特名字命名的,西克雷斯特支持音乐工作室的运营工作,全美范围内有好几家儿童专科医院也开了这样的音乐工作室。

之后,我与凯西会面并交给她一项具有挑战性的任务——将西克雷斯特工作室引进到我们儿童医院。当我做完这些事情时,我才意识到这是一个陷阱,因为在我雇用凯西之前,她已经在费城儿童医院担任了三年的护理部主任。显然,她想让我从一个孩子口中,而不是她口中得知音乐工作室可以给医院带来怎样的变革。

"顺便说一下,我喜欢这样的恳谈会,"我告诉凯西,"让他们继续来参加吧。"

我用了很多理由去说服凯西担任我们医院的首席运营官。这次恳谈会就让其中的一个理由在我眼前变成现实：当一个人在管理整个医院而不仅仅是护理部时，她能为孩子及其家庭做更多的事情。事实证明，凯西无疑是一个苛刻的听众，她对一线护理工作的热爱就像我对外科手术的热爱，她不停地来回说她在费城的工作如何允许她把护患关系放在最重要的位置，但最后她还是妥协了，回到了我们医院。

她在刚开始工作的几个月内向护士们征求建议和意见，并得到了一个令人惊讶的说法：我们应优先考虑发展儿童医疗辅导项目。儿童医疗辅导团队管理着医院内儿童相关活动。本质上，儿童医疗辅导团队为儿童心理健康提供服务，因为生病孩子和住院患儿需要各种各样的娱乐活动来保持身心健康和促进康复。我们医院儿童医疗辅导专家们都很敬业且高效，但护士们希望看到他们的工作可以更好地融入整个医疗团队中。凯西和我认为要实现这个目标需要两个关键步骤：一是将儿童医疗辅导部门与护理部、外科、设备科及医院所有其他部门联接起来；二是让技术和社交媒体成为儿童和家庭就医体验的基本组成部分。凯西的目标是让我们医院的儿童医疗辅导项目像外科和放射科一样闻名全国。这也正好切合我关于心脑研究院的理念和心理健康领域的新焦点。

鉴于医学界的等级制度，把儿童医疗辅导项目置于如此优先层级似乎比想象中更具有争议性。在医院里，医生经常看不起那些非医学博士的人；在医院内，我们外科医生绝对是最傲慢的，因为这种社会等级顺序就是从我们外科医生开始向下传递的。对一些医生来说，他们对社工的硕士学位不屑一顾。

然而，凯西打破了这些肤浅的观点。除了需要保持医院收支平衡和向医疗保险公司解释我们关于儿童医疗辅导项目的支出外，她还必须确保美国国家儿童医院建立信奉欢乐、神奇的童年和游戏具有很大价值的医院文化。这就是儿童医疗辅导的两个重要目标，因为它们对于孩子的幸福生活来说是如此重要。

让我感到震惊的是，来我们医院的家长竟然很少有人知道儿童医疗辅导项目的存在。作为家长，我们会去研究孩子的学校、社团和老师，但几乎没花时间去了解他们会获得什么样的医疗保健，以及如何管理它以获得最佳成效。如果孩子发生意外或需要紧急救治，谁会是你孩子的医生或外科医生？你通过什么来确定他们是好医生？治疗计划看起来又是怎么样的？多亏了凯西，现在，父母们来我们医院时能和儿童医疗辅导专家们见面，如果他们想缓解焦虑，他们甚至可以随孩子一起在儿童医疗辅导专家们的带领下参观医院。

儿童医疗辅导专家们把专业医学术语翻译成孩子们能理解的语言，这样孩子们就不会那么害怕了。当我还是一名外科医生时，我过了很多年才明白，一个最细微的言语或手势都可能把一个孩子送入危险和过度想象的境地。儿童医疗辅导专家们帮助整个医疗团队认识到，如果我们不使用孩子们能理解的语言，孩子们活跃的想象力足以造成一些不必要的痛苦。

如果你告诉一个五岁的孩子要给他做造影扫描，你知道他最可能想到什么吗？是猫，因为这个检查的简称听起来是猫这个词的发音。孩子们按照自己理解这个世界的方式去解读所见所闻。不久前，有个小女孩需要做腹部手术，医生们在床边和她的父母讨论手术，女孩专心地听着。医生离开后，只要有穿白大褂的人走进她房间，她就会尖叫，而且拒绝进食。儿童医疗辅导专家在和她玩园艺游戏互动时发现，她认为她胃里有一颗种子，医生想把它取出来，她自己确信如果她不吃东西，那么这颗种子就不会生长。原来，医生为了淡化手术的重要性和她开玩笑说，他们必须从她肚子里取出这颗种子，否则它就会长成一朵花。而她信以为真。一旦解开这个谜团，儿童医疗辅导专家就能有效地安慰她。

在担任医院首席运营官的头两年，凯西在优先发展儿童医疗辅导项目的同时致力于引进西克雷斯特工作室。当地一些支持者给予我们大量慈善捐助，这有效地补充了瑞安·西克雷斯特的捐助。2015年，坐落于主中庭的西克雷斯特工作室终于建设完工了。工作室的节目几乎完全由儿童制作，每天从上午十点到下午四点在每个病房播出。它以布鲁克斯和摩根的晨间音乐秀（孩子们可以表演的一种综艺节目）开始，还包括一些常规节目，如比输赢的医疗宾戈游戏、星期二手工秀和亨特体育简讯。亨特是我们医院的一位患者，出院后他回到医院来主持该节目，最近他在节目中采访了奥运游泳运动员凯蒂·莱德斯基。

西克雷斯特工作室对 14 岁的艾莉的康复起到了极其重要的作用。艾莉被诊断患有克罗恩病，这是一种能引起严重不适的炎症性肠病，具体病因未知，且这种病的发病率正在逐年增加。克罗恩病在儿童中的并发症有时比成人更严重，通常需要手术。疾病打乱了艾莉的睡眠和饮食，导致她的体重严重下降、身体极度虚弱。

我们把艾莉收治入院以帮助她恢复体重，当时她身体指标波动于危险边缘。但增重并不是简单地静脉输液几次就行。我们很难在药物与营养之间找到恰当的平衡，这需要反复试验，这过程中有可能出错，会导致一些让人感到难受、害怕的夜晚。有时需要几个月才能找到恰当的平衡点，艾莉就属于这种情况。药物和营养液通过两条普通静脉通道和一条经外周静脉留置的中心静脉置管（PICC）输入体内。PICC 是用于长期静脉注射的特殊导管。无论什么时候离开房间，艾莉都必须随身携带一个静脉注射包，以确保营养液输注不会中断。由于治疗引发无法控制的剧烈呕吐导致她每晚只能睡几个小时，几周疗程后，她整个人变得无精打采。

布鲁克斯·鲁尼是在西克雷斯特工作室工作了很长时间的一名儿童医疗辅导专家，被指派去帮助艾莉。她和护士一起把艾莉弄上了轮椅，这样她就可以下楼去音乐工作室。艾莉的变化几乎是立竿见影的，几个星期以来她第一次笑了，她僵硬的身体放松了一点，最终，她摆脱了病魔控制。

"我们的工作室与所有病房相连，我们举办各种音乐秀、短剧，甚至是一些可以让所有孩子都能参与的刨根问底小游戏。"布鲁克斯告诉我，"在节目播出时，我们在工作室的录音区教艾莉如何使用设备。几天以后，我们让她和主持人一起工作。吸引她的不仅是音乐或科技，更多的是这个地方的氛围、人、活动及她刚刚结交的朋友们，看到她的注意力能从疼痛中移开真是太让人激动了。"

当医生和护士在安排艾米的治疗和手术时，布鲁克斯告诉他们必须优先考虑艾米在工作室活动的时间安排。因此，艾米医疗团队按照西克雷斯特工作室的日程安排为她制定了治疗日程。有一天，当我看到艾莉在录音室里对着麦克风傻笑时，我感觉到乔·罗伯特在天上向我们双手竖起大拇指。

有一天，艾莉的妈妈把布鲁克斯和我叫到工作室里，"我觉得你们根本不明白你们自己所做的一切有多重要，"她妈妈说，"她整个晚上都病恹恹的，大约只睡了两个小时，但为了能准时到工作室里，她早上九点就已经开始准备晨浴了。她甚至计划和她的朋友在下面大厅里举办一场广播节目。"

我们期待艾莉的创造性贡献。医生们满怀信心为艾莉寻找最佳的药物和营养平衡以在治疗她疾病的同时让她过上比较正常的生活，我们发现从外部引入一些正常生活状态的活动确实有助于加快她的治疗进程。

作为在儿科医疗一线工作的人，我们知道儿童医疗辅导项目可以帮助孩子们更快地康复，但是我们该如何说服满脑子都是财务逻辑的医疗保险供应商呢？儿童医疗辅导项目逐渐成为全美儿童医院的优先项目，并且我的许多同行——儿童专科医院的领导人都正在证明这一点。艾莉和其他许多患者塑造了我们的儿童医疗辅导项目，他们协助儿科医学从一种侧重于医疗保健的体验转换为在治疗期间致力于对童年生活进行全方位保护的一项团队运动。

　　在我们致力于改进儿童心理健康和儿童医疗辅导项目这两个重点项目后，我们构建的模块已准备就位，以迎接更多挑战。我认为，在传统的人类互动社交领域进行创新，与医学研究的前沿领域创新同等重要。这样说可能听起来不太前沿，但这两者是相辅相成的。我相信，儿科医学的新前沿是伦道夫医生平易近人的教导与乔·罗伯特的大胆愿景的结合体，在这两方面前沿进行创新有着同样重要的意义。

## ▶▶▶ 第二十三章
## 你所不知道的事

几乎每次经过新生儿重症监护室，我都会听到令人不安的故事：父母本该在孩子出生前就确定一家高水平新生儿重症监护室，现在发现他们的孩子因为在另外一家医院发生了并发症而转诊到我们医院。对于脆弱的新生命来说，时间是最宝贵的，而这些父母由于知识缺乏而常常导致糟糕情况发生。那么，为什么父母不能了解得更多呢？

几年前，我在读书俱乐部的一位多年好友，在一个夏季工作日的上午九点左右给我传来一条简讯，那时我正准备和董事会成员召开一个棘手的关于年度预算的会议，忽然我的手机上弹出了一张照片：格雷格的蓝眼睛和新生儿双胞胎的大脚。这让我心头一振，格雷格和艾丽西娅一直试图怀孕，就像许多年长父母一样，生殖科医生给她植入了多个受精卵，现在他们发现自己怀上了双胞胎！他们两个都曾经悲惨地失去了直系亲属，这使得新增家庭成员显得更有意义。兄弟幼年早逝一直困扰着格雷格，他告诉我，双胞胎男孩的到来可以弥补这个遗憾。

"每个宝宝足足有六磅重。"讯息中写道。作为医生,我上上下下仔细打量了这对双胞胎男孩艾赛科尔和卢卡斯。他们看起来健康而警觉,我把他们的照片分享给与我一起工作很久的助手卡罗尔·曼宁。卡罗尔很清楚多胞胎可能会有哪些并发症,她问我他们是在哪家医院出生的,我告诉她是马里兰州的一家医院,那家医院新生儿重症监护室不错。格雷格向我解释,他们之所以选择这家医院,是因为他们听说所有双胞胎的妊娠用药都带有可怕的"高风险"几个字。尽管艾丽西亚常规超声检查结果是好的,怀孕38周内没有出现过并发症,但他们认为在孩子出生的头几天可能还是需要由一个专业的中心来照护。

像绝大多数新手父母一样,格雷格和艾丽西娅没有对意想不到的并发症制订过任何计划。我应该用我的标准说辞告诉他们,每对准父母都需要制定一个紧急预案,研究他们医疗保险的覆盖范围,确定万一孩子出现情况,可以去医疗保险能报销的儿童专科医院看病,然后找到这家医院的具体地址并规划好交通线路图。但我不想让人觉得我执意强求,所以最后还是听之任之了。

美国儿科学会根据新生儿重症监护室所能提供的资源,按照Ⅰ级到Ⅳ级四个等级进行分级,Ⅳ级的新生儿重症监护室能提供最广泛的医疗护理。格雷格和艾丽西亚挑选了一个Ⅲ级新生儿重症监护室。Ⅲ级新生儿重症监护室能对常规早产儿进行很好的诊治,但Ⅳ级新生儿重症监护室才最适合那些需要小儿外科专家参与和需要更复杂技术的危重病例。他们没有考虑过离家最近的Ⅳ级新生儿重症监护室位于何处,或与产科医生讨论过在什么样情况下孩子需要转诊到Ⅳ级新生儿重症监护室。他们也没有和所住医院确认过该院是否有可以提供 24 小时会诊对接的Ⅳ级新生儿重症监护室。没有父母想听到这些话,即使阿普伽新生儿评分和初步检查表明孩子一切正常,在婴儿出生的最初几个小时乃至几天内还是有可能发生未知的危险。

在怀孕期间,格雷格告诉牙买加裔的卡罗尔,他为子宫里的男孩们演奏了鲍勃·马利和哭泣者乐队的很多歌曲。当卡罗尔看到孩子们照片时,她告诉我他们俩似乎都在哭泣,这很应景。

那天,我时不时会想起那对双胞胎。对医生来说,没有消息通常就是好消息,我也为没有收到格雷格的消息而感到欣慰。那天晚上我开车回家,把照片给艾莉森看,她和我一样仔细地上下打量着那两个男孩。我儿子杰克打完篮球回来,我们坐下来吃晚饭,我告诉他,和我们家一样,格雷格家现在也有两个男孩了。

当我正在洗碗时,电话铃响了。"柯尔特,我这里出了点小状况。"格雷格说。这些年来,我注意到,在我们喝了几杯酒之后,他偶尔会借用医生的腔调讲话。曾经有一次,他告诉我他希望自己能有机会去医学院读书,但他当时已经 40 岁了,现在能做的只能是津津有味地听我讲行医的故事。听了他的用词,我略略地笑了一下,因为"状况"是我们医生用来描述复杂病例的一种委婉说法。

两个男孩的阿普伽新生儿评分都接近满分,双胞胎中老大卢卡斯已经吃过几次母乳。但艾赛科尔看起来好像有点棘手,他整天打瞌睡,精神萎靡。一小时前,格雷格抱起他想让他打个饱嗝,结果吐了他一身。格雷格仔细观察呕吐物,发现是绿色的,他感到不对劲。于是,他跑出病室,带着吐在他衬衫上的绿色呕吐物跑到护士站求助,并拨通了我的电话。

格雷格告诉我,护士已经马上把孩子送进新生儿重症监护室了。我们一直保持信息联系,不到半小时,格雷格就告诉我,艾赛科尔正通过鼻胃管排出绿色液体。30分钟后,当格雷格坐在那里看着艾赛科尔心电监护仪时,看到他另一个儿子卢卡斯也被推车送进了新生儿重症监护室。卢卡斯血糖水平一整天都波动在正常范围的低限,但此刻血糖水平突然骤降。

格雷格给我发讯信说两个男孩的生命体征和体温都在正常范围。当晚值班的新生儿执业护士试着让他平静下来。格雷格说,艾赛科尔突然间大声放屁,一开始他还以为是站在他身边的护士。护士检查了男孩尿布,这是他第一次排便,每个人都鼓掌并安慰格雷格,排气说明艾赛科尔肠道功能肯定运行得不错,他们只需要引流出囤积了一整天的胆汁。他们给艾赛科尔做了X线检查,结果显示他胃里有很大的气泡,护士安慰他负压引流也可能会把这些气泡排出来。

我把这些信息都告诉了艾莉森,她在听我们谈话时就已经确定必须该做些什么了。肠梗阻可能会导致艾赛科尔肠穿孔或肠坏死,确定是否有肠梗阻唯一可靠的方法是做增强造影检查,而且这个检查不能等到第二天早上九点才做。格雷格被告知他所在医院的放射科团队无法在这个时间段给孩子安排检查,而等待会以艾赛科尔肠坏死甚至死亡为代价。

我马上给格雷格打电话。"你不能等到明天早上,"我说,"坦率地说,拖延可能会造成更大的问题。我马上安排紧急转诊。"我不知道他的保险是否会支付救护车费用,我也没有告诉他肠梗阻误诊意味着什么,这些细节等我们稍后再作处理。

凌晨两点,一辆载有艾赛科尔的救护车抵达美国国家儿童医院。放射科影像团队成员迅速把艾赛科尔带去做检查,新生儿重症监护室一名护士把格雷格带到新生儿重症监护室,他的儿子会在那里度过接下来的七个星期。

当天晚上值班的托尼·桑德勒医生 30 分钟后来到病房告诉他一个坏消息,增强造影显示有肠梗阻,需要紧急手术。格雷格签了名,看着桑德勒医生冲进手术室。我到手术室观摩了手术。直到今天,我仍然觉得我做的手术还不够,所以我一直在寻找能偶尔到访手术室的理由。

20 分钟后,当时还是外科主治医师的米凯尔·彼得罗相医生无意中看到这位茫然失措的父亲。他向护士询问病例的详细情况。

当彼得罗相医生走进房间时,格雷格做了最坏打算,沮丧地抬起头来。"听着,"彼得罗相医生尽力安慰他说,"这就是我们应该做的。这就是我们应该做的。"然后转身离开了。

格雷格后来告诉我,对他来说,彼得罗相博士的宣言——来自一个完全陌生人的一句话——就像一个伟大的教练在中场休息时对一支苦苦挣扎球队所说的那样："这就是我们应该做的。"它是如此简单和真实。他不断地对自己重复这句话，这给了他信心，一切都会好起来的。

最终情况确实如此。艾赛科尔的肠子打结并发生了梗阻，但还没有因血运不足而导致坏死。他对解除肠扭转的手术反应很好，最终肠道血运开始恢复。随后，桑德勒医生固定了肠道位置，以确保不会再次发生肠旋转不良。

在观摩手术时，我不禁惊叹于儿科医学问题的漫长病程。就在 10 年前，艾莉森匆匆忙忙地把患肠梗阻的我送到乔治城大学医院，最后做了手术。当时给我做手术的普外科史蒂夫·埃文斯医生是我的一个好朋友，是我在波士顿接受培训时认识的。实际上，埃文斯医生还把美国国家儿童医院的小儿外科医生菲尔·古泽塔医生也请来了，向他请教关于这种特殊儿科疾病的专业建议。事实证明，我身体内带着艾赛科尔这样的儿科疾病已长达 54 年之久。

在美国，像艾赛科尔这样的病例，每月都有数百例。在低水平新生儿重症监护室住院的新生儿若发生并发症，可能会失去最宝贵的诊断或治疗时间。确定是否有肠梗阻需要复杂的增强造影检查，而不仅仅是 X 线检查，这对于儿童专科医院医生来说是非常基础的知识。但是在非儿童专科医院的低水平新生儿重症监护室，或者即使有新生儿重症监护室但没有诊治过足够多的儿科病例数，也不倾向于接受疑难病例转诊，他们没有与高水平新生儿重症监护室医生一样的对病情和手术判断的直觉。

儿童专科医院新生儿重症监护室与大多数其他医院新

生儿重症监护室有三个最本质的不同：全天候的专家会诊，专家诊治病例数更多，所诊治的疾病更为复杂。让我困扰不已的是，几乎没有人知道这一点。一般公众，包括像格雷格和艾丽西娅这样深思熟虑和谨慎的家长，都认为那些受人尊重、配备有新生儿重症监护室的分娩中心能提供全天候高水平的监护。但事实远非如此，只有Ⅳ级新生儿重症监护室才有 24 小时新生儿科专家会诊。事实上，一个基于新生儿外科资源的新评级体系正在形成，这个由美国外科医师学会倡导的新评级系统强调了新生儿重症监护室与人员配备充足、外科和麻醉专业能力很强的儿童专科医院有直接转诊关系的重要性。这个新评级系统应该能让像格雷格和艾丽西娅这样的家长较好地了解医院新生儿重症监护室处理严重危机的专业能力。

据美国出生缺陷儿童基金会数据显示，虽然美国新生儿早产发生率从 2003 年的 12.3％ 下降到 2013 年的 11.4％，但这仍然意味着美国每年有近 50 万名新生儿因发生并发症而需要入住 NICU，大约有 3％ 的新生儿是极度早产儿。人们开始晚育，先进的生殖技术使有些女性一度困难的怀孕成为可能，但这些怀孕状态有可能是复杂或有风险的。此外，胎儿生命的构建是一个复杂的生物学过程，难免会发生一定数量的疑难疾病。合乎逻辑的推论是，由经验丰富的专业人员组成的最先进新生儿重症监护室是必不可少的，而我们美国国家儿童医院就配备了这样的新生儿重症监护室。

但我们还欠缺一个能与所属地区医院和生育中心无缝

链接的系统，以避免发生像格雷格和艾丽西娅面临的困境。我和首席医疗官大卫·韦塞尔医生一起招募了罗宾·斯坦霍恩医生，她是全国新生儿网络领导者之一，她和许多同事一样在医学院找到了自己的使命。就像医学院学生因为对儿科感兴趣从而选择了儿科，新生儿学专家因为某些触发事件而选择了新生儿专业，婴儿以一种超乎寻常强度的力量激励着他们前行。斯坦霍恩医生于2015年10月加入我们，开始帮助我们医院建设华盛顿地区首选的新生儿重症监护室和产房。

　　"我是新生儿学领域的肺部疾病专家，"不久前一天黎明时分，当我们一起走过寂静的新生儿重症监护室时，斯坦霍恩医生告诉我，"我主要研究新生儿肺部血管的工作机制。昨天我们收治了一名在另一家医院出生的婴儿，她已经在那住了几个星期了。她的情况还可以，但进展缓慢——她的体重没有增加到足以出院的程度。当地新生儿重症监护室联系了我们，然后我们安排了转院。经过半天仔细研究和观察，我们确定在她顽强生命力和战斗力的外表下存在严重的肺动脉高压情况。"

　　在完美的情形下，我们应该更早就发现这个问题，更早些启动婴儿的生长发育。因为在新生儿重症监护室能看到更多病例，也能处理更多问题，所以儿童专科医院的新生儿重症监护室不一定非要聘请最好的新生儿专家才行。心脏专家监测新生儿心脏，耳鼻喉科医生解决听力问题，还有行为治疗师，全国各地的专科中心都有完备的儿科基本架构来跟踪和治疗有问题的新生儿，直到解决他们所有的问题。

这个过程可能需要几个月或几年,但从一开始就建立良好的关系是至关重要的。

斯坦霍恩医生和该区域同行致力于改善各家医院之间的协调和沟通,以便所有新生儿能获得高水平的新生儿监护与治疗,而不仅仅只有那些父母足够聪明或幸运的新生儿才能获得专科中心新生儿重症监护室治疗。远程医疗是其中的一个重要部分,斯坦霍恩医生正在与多家医院合作,将他们医院的患者影像学和化验检查结果实时传输给我们医院的新生儿重症监护室专家,这样即使在没有转诊的情况下,医生们也能讨论他们发现的问题并为婴儿提供支持。

"全国各地的新生儿专科中心有一个解决方案,就是拓展与社区的合作,真正地把我们的诊治经验传授给他们。"当我们在讨论让更多婴儿获得他们所需的专科治疗这个愿景时,罗宾告诉我:"作为一个国家,我们对新生儿医学的财政投入不足。如果一位母亲分娩时所在医院的新生儿重症监护室水平较低,她应该有直接的、无缝的通道获得像我们医院一样高水平的新生儿重症监护室资源。IV级新生儿重症监护室作为连续梯队的最后一站,没有我们不能解决和改进的问题。通过使用数字技术,令人困惑的疑难病例立刻就可以呈现在我们面前,便于我们与当地医院的新生儿专家合作进行 X 线检查以及会诊。"

斯坦霍恩医生的愿景:一个带有多个中心和卫星的新生儿重症监护室集团,就像神经系统一样,大家协同工作,可以让格雷格和艾丽西娅们免受那个艰难夜晚折磨,也给艾赛科尔这样的孩子机会早点出院回家。如果这一愿景成为现实,未来父母将永远不会经历他们所经历的遭遇。婴儿将在有紧密新生儿网络的医院里出生,这每年可以避免成千上万父母在阴沟里翻船。

我们目前的工作重点是让其他医疗机构与我们医院的合作变得更容易些。斯坦霍恩医生和她团队一直在与当地及区域医院合作,让我们医院的新生儿专家轮流在它们的新生儿重症监护室进行培训,并定期访问该地区新生儿重症监护室,参加学术会议和合作会议。由此产生的情谊和共同使命有助于缓解因转诊而导致的一些利益冲突。在出现危险状况前,当地医生就能迅速识别疑难病例并送到我们医院,或者可以咨询我们的医生而让婴儿留在原医院不动。因为我们投入了一套尖端的通信系统,几分钟内就可以开始全天候工作,我们对这个转变很有信心。

最近,我带一位捐赠者参观医院。当我们经过新生儿重症监护室时,她拉着我胳膊,把我拉到一边,去看一名执业护士将一根导管穿过婴儿细小的静脉,导管末端留置在接近婴儿心脏的位置,用于输注营养液。我知道这位执业护士是建立静脉通道的高手。我告诉这位捐赠者,在我们新生儿重症监护室有一些能够完成某些困难任务的天才。我向她阐述了我们新生儿重症监护室关于建立一个包含中心、远程医疗和区域合作的网络化架构的设想。

她惊讶地点了点头,然后变得很担心:"柯尔特,我第一次要当祖母了,"她说,"我觉得我女儿对这些一无所知。我今晚就给她打电话。"

我笑了,觉得自己更像是一个传教士,而不是首席执行官,试图让父母们了解儿科专业的价值。有时我只是那个拿起电话的人,帮助了格雷格。艾赛科尔是幸运的,但父母和孩子都不应该依赖运气的降临才能获得如此重要的新生儿照护。

▶▶▶第二十四章
# 大　脑

　　如果你的孩子是今年全美急诊科救治 2550 万名儿童患者的其中之一，他很可能不仅仅是在身体上留下伤疤。我自己就发生过急诊事件。我 7 岁时，和我 5 岁的弟弟在建筑工地的沙堆上玩"山丘之王"的游戏，不知怎么地，我绊倒了，脸朝下砸在散落的渣石堆上，我尝试用手撑住，右手被渣石划伤了。在感到疼痛之前，我先发现自己流血了，抬起手时发现满手是血。

　　当时，我弟弟从电视节目上已学会"急诊"这个词。他看到这么多血，大声叫喊道："急诊！急诊！"

　　我站起来，沿着街道往家跑去。弟弟紧跟在后面并对邻居大声叫喊道："急诊！急诊！"

　　我能回忆起在急诊室治疗的一些细节，却不记得自己曾缝过针，但一直有一种不适和恐惧感萦绕着我。那个陌生地方的景象和声音记忆犹新：黄色床帘把病床分隔开来，还有推车推过时躺在上面的成年患者发出的呻吟声。这些记忆中更多的是感官记忆而非无意记忆，可见一个孩子在急诊室的体验有多么深刻和持久。

多年之后,我很幸运,能在马蒂·艾切尔伯格医生这里接受培训。我在本书的第十四章中曾提及这位出生于巴西的创伤专家。他和约瑟夫·赖特医生正在领导儿科急诊医疗的一场全国性变革,为儿童专用医疗设备制定指南和准入标准。我从他们那里学到细分儿科急诊医疗的价值,了解到儿童专科医院治疗的几个明显的优势。儿科医生和护士会更多地关注到儿童身高和体重对气管导管尺寸、麻醉药或止痛药剂量的影响。除此之外,儿童专科医院还营造了一种旨在缓解儿童紧张情绪的氛围。刚开始行医时,我们并未认真考虑过儿童心理方面的问题,但现在都知道严重的压力会明显阻碍疾病的治愈进程。

在成为医院首席执行官后,我觉得自己无须介入一个每天治疗 300 多名儿童并且运营得很好的科室。但让我感到困扰的是,很少有人知道我们能做什么。当孩子手臂骨折或踢足球脚踝扭伤时,绝大多数家长会带着孩子冲进最近的急诊室。我们该如何告诉家长,孩子的最佳长期治疗结果不是取决于去最近的急诊室,而是取决于在最擅长儿科的医院接受治疗。多年在急诊一线工作的经验告诉我,孩子在儿科急诊室接受儿科医生和护士的治疗和护理,更有可能获得长期健康及福利。

我开始思考,最重要的工作或许不是改进我们已经做了很多的事情,而是教育家长。

我在学校发表演讲,在晚宴中与愿意听我说话的宾客讨论交谈,接受电台采访,甚至在健身房、操场,在我孩子们的体育活动中,我都会力促家长制定一个急诊送医预案,找到最近的儿科急诊室。我的口头禅变成了"大脑和骨骼"。因为儿童专科医院对儿童独特的生物学和心理学有着深刻的理解,所以其识别、治疗儿童脑震荡和骨折的长期结果会好很多。

直到我的儿子们和他们的朋友在高中玩竞技性体育运动,我才完全认识到脑震荡在儿童青少年中是多么地常见,正确治疗脑震荡又是多么地重要。一个星期五的晚上,我坐在看台上,旁边是我儿子杰克,还有我最好的朋友泰德和弗朗西丝卡,一起观看他们的儿子凯尔,一名高中橄榄球队四分卫,进行一次长时间驱持球触地得分。儿子能成为进攻发起者,泰德他们很自豪,尽管弗朗西丝卡曾向我表达对体育运动暴力性质的担心。我告诉她,风险是真实存在的。那一天,我也情不自禁地全情投入。当凯尔全力奔跑触地得分时,我们欢呼起来。

"我从没想过我会这样说,"弗朗西丝卡半耳语地跟我说,"我终于明白橄榄球有多复杂,我原先以为只是一群男孩子相互撞来撞去。我很自豪,凯尔看起来对团队管理非常有智慧。"

我分享着她的骄傲,也很享受比赛精神,直到第二场过半时,凯尔在场上的表现开始变得很奇怪。他走路笨拙,试图领会教练从边线传送过来的比赛信号。有一次,他甚至忘记和队友们聚拢在一起分享下一回合的比赛方案。然而,他继续不断地完成一次又一次传球,在球场上指挥着前进,将第四场比赛打成了平手。他的行为提示他可能发生了脑震荡,但是我一直在盯着他看,没有看到过他被撞击。即使他的大脑已经受伤,但还是能发挥功能,凯尔的橄榄球技术和本能几乎成了他的第二天性。

他甚至把我也骗了,我本不应上当而应该明白,经历脑震荡的大脑在虚弱状态下特别易受到进一步损伤。

他妈妈在我身边坐立不安。最后,她抓住我手臂并用力捏。"柯尔特,你得下去——他肯定有什么问题!"她大叫道,"肯定出问题了!"

泰德看着我,我们都跑下看台。当我们跑近队伍时,球迷发出喝彩声——凯尔丢出一个触底得分的助攻。我们在边线找到他,他队友拍拍他的肩膀以示庆祝,但那时他坐在长凳上看着天空。我们在他面前蹲下来,我确定他遭受脑震荡了。

"几比几了?"他一直问。一辆救护车停在球场另一端,急救医疗队员正倚靠在救护车上,我向他示意把救护车开过来。凯尔已经出现定向力障碍,记不住比赛中的重要事件了。这种意识模糊是提示需要急诊治疗的危险信号之一。虽然不是所有孩子在发生脑震荡之后都要送到急诊室诊治,但如果他们出现定向力障碍,那最好送到医院急诊治疗。

"他怎么样?"当我和凯尔的父亲想要评估他的情况时,一位助理教练问道,"我们即将进行防守,我们需要他回到球场上赢取胜利!"

我真想转过身去,给这个家伙两拳头。

当急救医疗队员准备把凯尔放上担架时,我问他根据急救预案需要把这个年轻人送到哪里去。

"最近的医院。"他说。

这不是我想要的答案。我对泰德说得把凯尔送到美国国家儿童医院。他用力地点了点头，冲过去开车。我和凯尔坐在后座，泰德和弗朗西丝卡坐在前座。

我事先打电话给医院的脑震荡专家格里·乔伊医生，在橄榄球赛季的周五晚上，他大多是值班医生。乔伊医生给凯尔做了彻底的神经心理学检查，评估他的认知功能、注意力、记忆力及平衡能力。急诊室医生给他做了标准身体检查（包括视觉、运动强度、反射），以确定精细运动功能是否受损。有多个迹象显示，凯尔的大脑功能受到了严重损害，表现为记忆力差、言语迟缓以及一系列脑震荡后综合征，包括头痛、疲劳、畏光、平衡能力差和无法集中注意力等。

乔伊医生和他的团队成员用了约 3 周的时间来帮助凯尔完全康复，他们采取了专门为活泼青少年量身定做的康复计划。他们指导他暂停所有的身体和认知活动，并要求他卧床休息近一周时间。一周后，他们逐渐引入一些学校作业，然后引入小范围的与朋友间的社交活动；两周之后，才开始体育活动。乔伊医生为凯尔父母和老师制订了一个学校支持计划，并教导凯尔父母如何实施这个计划。对于脑震荡后的长期恢复，一个精心设计且个性化的康复计划是至关重要的，但令人惊讶的是，这经常不被人理解。

如果凯尔重新回到比赛场地，他会有发生第二次脑震荡的风险，那将是潜在致命的。如果他没有接受彻底的长期康复治疗,并且把治疗细致巧妙地融合到日常生活中,那么他的大脑可能就不会痊愈得那么好,而可能会遭受长期不良后果。这些后果有时会在原发事件发生很久之后甚至数十年后突然出现。

作为一名儿科神经心理学家,乔伊医生是儿童脑震荡创新治疗的先锋,他十分关注儿童大脑不同阶段的发育情况。他明确指出 6 岁大脑与 14 岁大脑之间存在许多差异。他的研究结果为全美医务工作者提供了一套新的工具,以测试儿童发生脑震荡之后的大脑功能,并有了治疗一系列脑损伤的新预案。对于像凯尔这样的青少年运动员及那些摇晃后重重地摔了一跤的年轻滑冰者的治疗方案来说,了解儿童大脑发育情况是至关重要的。

脑震荡时,脑组织没有被破坏,但当大脑在其周围脑脊液中晃动时,化学物质以异常速率爆发出来,连接大脑各区域的细胞轴突通过电流刺激被拉伸,导致在某一段时间内出现大脑网络功能障碍,同时大脑能量供应也显著减少。神经科学家有时认为脑震荡是一个"软件"损伤。在 CT 和 MRI 扫描中,你可以看到更严重的脑损伤,实质性的组织损坏。脑震荡破坏大脑神经化学这个"软件"的程度更甚于大脑结构这个"硬件",如果这种状况持续发生,会导致"软件""硬件"两方面均受到长期损害。

脑震荡引发异常的电和化学活动,导致出现许多异常症状:一些是生理性方面的,如头痛、视力聚焦障碍、头晕、无法保持平衡;一些是认知方面的,如无法集中注意力和记忆力减退;还有一些是情感方面的,如易激惹、对压力反应过度和睡眠障碍。幸运的是,随着时间的推移,大脑有一种自我修复能力,但人们需要知道如何才能让大脑进行自我修复。第一步是要认识到有许多儿童期脑震荡从未被诊断或治疗;第二步是要意识到脑震荡的治疗是必要的,且需要一定时间,受伤的大脑需要休息才能痊愈。这意味着不能有太多刺激,没有电话和社交媒体的刺激,减少社交活动,降低要求。如果想要孩子完全康复,父母就要向老师说明情况并且解释孩子需要休息的原因。然后,你还要细心又循序渐进地恢复孩子在能承受范围内的、尽可能多的日常活动。

虽然儿童脑震荡的治疗原则是一贯的,但对 6 岁、12 岁和16 岁孩子的治疗方案会明显不同,因为我们必须考虑到不同年龄段儿童大脑发育的差异。

为了精准描述,说明大脑发育状况对治疗儿童脑部创伤的重要性,乔伊医生和我讲述了他当时刚治疗的一位 6 岁男孩詹姆斯的故事。詹姆斯在家中从楼梯上摔下来,头部遭受了多次重击。他父母带他去了普通的急诊室。经过漫长等待之后,医生检查之后允许他回家,并含糊地告知他们在接下来几天里要放松。当他头痛持续数周、行为也变得古怪时,他父母带他去一个门诊医疗机构看诊。这两个医院在诊治过程中都没有认真考虑过他只有 6 岁这个事实。没有人和他的父母坐下来一起制订一个清晰的休息及康复计划,以便让他一步一步慢慢地回归正常生活。"你得考虑儿童的年龄,并把家庭作为整体来考虑,"乔伊医生告诉我,"所以从某种形式来说你要面对的是两个患者。"

儿科专家对脑震荡如何影响儿童认知、社交和情感功能的发展有着清晰的理解。治疗正在发育中儿童的脑震荡，主要有两大不同。首先，如果有需要进行 CT 扫描或者 MRI 影像学检查，以排除颅内出血、颅高压、脑水肿或其他脑部结构性改变，那么医生必须经过培训才能识别不同发育阶段大脑的基准点。4 岁的大脑和 40 岁的大脑是不同的。儿科医生知道如何与焦虑的孩子打交道，并能减轻孩子在 CT 和 MRI 机器检查过程中的焦虑。有与孩子打交道经验的工作人员能让孩子们放松下来，这一点很重要。其次，儿童或青少年脑震荡的临床表现与成人不同，而且儿童对症状的描述也会不同。大多数年幼孩子不知道如何解释头晕或视力模糊不清甚至头痛，更不会描述专注力问题或者易激惹等常见症状。测量方法随着时间的变化而变化。儿科医生知道如何修正孩子的语言，来理解什么是正常的、什么是异常的。

"当孩子大脑受损时，其行为和情感调节的某些方面会受到影响。"乔伊医生向我解释说："作为儿科专家，我们头脑中根植有大脑按年龄发育的一个标尺，这是成人专家所不具备的。"

6 岁的孩子可能刚开始不太容易接受被约束。从急诊室回家之后不久，詹姆斯就玩得太起劲了，过早地回归到正常的生活方式，但这种活跃的生活方式加重了他的症状，他哭得更厉害了，一点点刺激就会激动起来。没人指导詹姆斯的父母如何调整孩子恢复玩耍的速度，而且他母亲反其道而行之，让他过度活动，导致了不良后果。未能正确调整詹姆斯的康复进程导致他大脑受到了额外的创伤,他需要物理治疗和心理治疗才能完全康复。

儿童脑损伤谱系很广且反复无常。乔伊医生及其团队极力让父母成为共同的医疗照护者,他们认为教育父母了解孩子不同的康复需求是他们的责任。他们应调整孩子重返学校的时间,而不仅仅是体育运动。没有经过这个发展性路径培训的照顾者和医生通常主要关注运动方面的回归,其实更加至关重要的是认真调整重返学校的时间,因为课堂上思考和互动的严谨性以及多重感知和情感要求会加重对已经受伤大脑的损害。

如果有一天我有能力,我会在美国的每一个城市配备一个儿科急诊室,在那里配备各种设备来满足儿童特有的生理、神经和心理需求。但是,要让这个观念走进我所在的社区以及我的朋友中都非常具有挑战性。

▶▶▶ 第二十五章

# 骨　骼

在我儿子杰克大约 10 岁时，他满脑子只想着踢足球，放学后踢，周末全天踢。如果我们允许，他每天晚上还会踢。他是一个非常好动的男孩，所以就像很多家长一样，我们也鼓励他多踢球来消耗体能。足球已成为全美家长最好的朋友，它让全世界许多男孩女孩们避免了很多麻烦。

但是有一天，杰克说他膝盖痛。几个星期之后，问题变得更加严重。直到有一个周六，因为太痛了以至于他不得不中途退赛，赛后甚至无法和我一起走到车上。我直接把他带到美国国家儿童医院急诊室。那天是小儿骨外科医生约翰·洛夫乔伊医生值班，他认为杰克的膝盖没有任何结构上的问题，也没有发现肿胀，但是我能从他的神情里看出他有所担忧。

"但是？"停顿了一下，我问道。

"我觉得我们可以再仔细观察一下，"他说，"这个年纪的孩子，我们发现有越来越多的生长板问题。杰克，你知道这是什么意思吗？"

　　杰克摇了摇头,洛夫乔伊医生继续解释生长板是如何工作的。他说,生长板受伤会扭曲骨骼的生长,还会引发关节功能并发症。生长板的任何损伤都需要作为治疗过程的一部分来处理。他建议给杰克的膝盖做个 MRI,我想这可能有点过度检查了,但我不想反驳他。

　　在任何情况下,做 MRI 检查都不是令人愉快的体验,长时间被困在一个压抑冰冷的空间里,甚至成人也会觉得很艰难。在大多数儿童专科医院,儿童的心理因素决定就医体验的好坏。一位儿童医疗辅导专家和杰克交谈,并让他在长达一小时的检查过程中保持投入和平静。最终他没有使用镇静剂就完成了检查。我们医院 MRI 检查室被装饰成如同海底的潜水艇,孩子的注意力被分散到那些漂浮在他周围的海洋生物上,而且他很激动地进了潜水艇。温暖及安静的房间甚至让我也觉得做 MRI 检查不是那么可怕。可以说杰克是很放松的,尽管后来我震惊地发现他的情况比我们想象的更严重。

　　MRI 检查显示杰克的生长板周围有炎症。只有富有经验的儿科放射科专家和小儿骨科专家一起会诊才能做出诊断,因为这个炎症在 MRI 中很难看出来。很幸运,杰克的生长板没有永久损伤的迹象或所谓的组织坏死。洛夫乔伊医生告诉我们,只要充分休息、物理治疗及比较严格限制运动,生长板就可以痊愈。那些常规处方,如冰敷、布洛芬和休息几天对杰克来说还不够,一旦他重新开始踢球就可能会导致永久性损伤。因为杰克的 MRI 异常变化很细微,不易察觉,所以对于杰克的长期运动生涯和无痛行走来说,有儿科专家对片子进行解读，关系重大。

父亲的身份促使我一有机会就想做关于"大脑和骨骼"的演讲。有的家长打电话告诉我他们要去看小儿骨科医生，因为他们的孩子初次看病时去了普通的急诊科，在骨折治疗时医生没有考虑到生长板的问题，导致并发症发生而需要进一步手术。

儿童手臂、踝关节、股骨和胫骨的骨折，最好找小儿骨科医生进行治疗，他们会专注生长板的归位问题，确保骨骼愈合后，生长板能继续生长，而不造成长期不良后果。儿童的大多数医疗经历是在儿科急诊治疗中展开的，创新治疗能补救孩子的急诊医疗体验。当他们五六十岁时，他们会拥有一个值得感激的而不是创伤的记忆，几乎没有儿童时期受伤后的后遗症。

令人哭笑不得的是，儿科急诊往往会进行较少的干预，因为这是一种更好的治疗策略。我们医院的资深急诊医生斯蒂芬·蒂奇医生指出，他最近接诊的一个案例表明，相比于这个男孩一开始在社区急诊中心接受的激进治疗方案来说，更少的干预会导致更好的结果。

在某个星期六早上，一个 5 岁男孩出现低热、皮疹逐渐增多，并且突然不肯走路，他的父母忧心忡忡地看着疾病进展并争论着该怎么做。在孩子停止走路时，他们轻度恐慌，并带孩子去离华盛顿特区市中心大约 50 英里的社区医院急诊室就诊。急诊医生给男孩做检查后发现他的手、脚和脚踝都有肿胀，皮疹集中分布在他的腿上和臀部且压之不褪色。几个医生交换意见后一致认为应该是血管炎，伴有

发热提示存在严重血液感染。如果是这种情况,患者可能
有失去手指、脚趾、四肢甚至死亡的风险。

　　医生带孩子到急救复苏室给予吸氧、静脉输液及输注
抗生素。他们开始用静脉输液来维持血压,尽管患者的血
压、血流灌注和精神状态都正常。然后,主治医生打电话给
美国国家儿童医院,请求直升机紧急转运。

　　一个小时后,蒂奇医生已经在急诊室,在那里能听见直
升机正靠近我们医院楼顶的直升机停机坪。蒂奇医生已经
和转诊医生进行了多番通话并做好了抢救准备。当转运团
队把男孩送进来时,他和同事们快速对讨论过的症状清单
进行核对。

　　然后,医疗团队开始研究皮疹。一名急救护士说她一
星期前在一个年轻女孩身上见过类似的症状,它确实很红
且压之不褪色。最后,他们诊断为过敏性紫癜,是一种不常
见但相对良性的血管炎,于是拔掉了孩子的氧气和静脉输
液管道。一小时之后,孩子带上止痛药出院了。医生告知
家长第二天到家庭医生那里随诊即可。

　　有时候在很大程度上,少即是多。每项操作都包含有
风险,医生的职责就是权衡风险利弊,以防万一,在确保安
全的情况下进行密切观察,尽量避免非必要的干预,哪一个
更加明智呢?儿科专家所接受的训练和具备的丰富经验通
常能为患者带来更好的结果。准确来说,正是因为他们选
择不做什么才导致了好的结果。在非儿科治疗中心,过度
治疗有时和误诊、误治一样有害。

　　在完美的世界,我不需要成为说教者,因为数据自己会

说话。美国 15% 的急诊科报告缺少儿科的关键设备;69% 的急诊科平均每天接诊不到 14 位儿科患者;85% 的急诊科按普通急诊设计,没有专门的儿童急诊;儿童中心的急诊科每天接诊数百位儿科患者。数字说明了一切,这里面还有一个更深层的医学逻辑。熟悉并对儿科诊治得心应手的儿科急诊专家较少为头部创伤儿童开出不必要的 CT 扫描检查单,较少为哮喘儿童开不必要的血液检查单,较少开具抗生素用于治疗病毒感染。非必要的诊断性检查和治疗给患者和整个社会带来风险。抗生素的过度使用增加了细菌产生耐药性的风险,这也会造成医疗资源浪费和不必要的医疗花费。

在美国国家儿童医院,我们积极致力于降低哮喘患者的胸部 X 线检查和低风险患者的诊断性检查比率。我们通过详细检查患者的电子健康档案来支持临床决策,使头部创伤患者的 CT 扫描比率降低 40%。我们正在和其他儿童专科医院合作,争取在他们急诊科也能实现类似的降低。我们同安和罗伯特卢里芝加哥儿童医院、科罗拉多州儿童医院、辛辛那提儿童医院医学中心、费城儿童医院的急诊室合作,建立了最近 3 年所有急诊记录库,我们每个月给 300 名以上的医生提供报卡,记录患者疼痛管理的反馈和急诊就诊的持续时间。这个全国网络逐渐实现无缝链接并且成果显著。儿科医学的新前沿在于医学创新,但是这也包括全国范围的合作和日益增长的数据分析水平。

同时,我建议父母们在制订儿科应急计划中关于急诊室的选择时,能向儿科医生提两个关键问题:你们急诊室每年治疗多少儿童？你们急诊室有没有配备儿科急诊专家？
同时，父母还应该考虑地理位置和医疗保险覆盖范围，来确
定一个可行的且距离最近的儿童专科急诊中心。在发生下
一个紧急状况前，您需要知道这些问题的答案。

第二十六章

## 疼痛科学

　　我总觉得伦道夫医生最喜欢的患者应该是朗尼，一个来自巴尔的摩的圆脸蛋小男孩，他患有淋巴系统缺陷。这种疾病会让他的双腿慢慢肿起来，而且肿胀会渐渐向上蔓延到臀部及腹部。目前，我们还没有找到根治这种疾病的办法。这些肿胀部位积聚的体液使得朗尼很容易发生感染，而且仅仅依靠抗生素无法彻底清除感染，因此不得不每隔一段时间就通过手术来清除感染病灶。从某种角度上说，伦道夫医生已经成为朗尼抵御感染的"武器"，就像抗生素一样。伦道夫医生已经在朗尼身上做了 30 多次手术。每次感染时，肿胀部位就会出现剧烈的疼痛，即使最强的止痛药也无济于事，只有等伦道夫医生做完手术，清除感染的病灶后，朗尼的疼痛才会缓解。因此，伦道夫医生还是朗尼的舒缓治疗师。

　　久病的朗尼有着一颗狮子般坚强的内心，家人们也给予了他强大的支持，从未想过放弃。我在又一次协助伦道夫医生完成手术后，忍不住问自己，这个小男孩到底还能承受多少？他还能来这里接受多少次手术？

　　朗尼十几岁的时候就已经成为这里所有医生护士的老熟人了。我们总是对那些充满幽默感、不论情况多糟都在和我们开玩笑的患者印象深刻。就像第十七章的卡西一样，朗尼在和大人对话时总是显得少年老成。如果不出意外，朗尼和伦道夫医生聊天的话题总是与体育有关。朗尼爱好棒球，他俩总会调侃对方喜欢的球队，亚特兰大勇士队和巴尔的摩金莺队。一般是朗尼占上风，因为他对球员和球队的统计数据滚瓜烂熟。

　　伦道夫医生在患者和同事面前总是保持着乐观的态度，我几乎没看到过他伤心绝望的样子。但是，有一个星期六下午，我正在值班，从他办公室的门缝中瞥见他独自坐在办公桌前。外科医生的办公室在周末非常安静，我很意外看到他办公室的灯亮着。大家都知道伦道夫医生喜欢写信，他会花好几个小时为小患者和家长们认真地写信留言。他没有发现我经过，而我又很好奇到底是什么驱使他如此敬业，因此我悄悄地靠近门边，想要看看他在独处时是怎么样的。

　　在认真观察他时，我内心不免有些担心，他看起来有些沮丧甚至有些悲伤。我极少看到他脸上没有洋溢着笑容的样子，平常他总是身姿挺拔，但现在却瘫坐在椅子上，用手掌揉搓着眼睛。

　　我为窥探而感到羞愧，于是假装轻轻咳嗽两声提醒他，并推开了门。我调侃道："你现在看起来像刚刚喝了一晚上的酒。"我当然知道他是滴酒不沾的。作为外科医生，他深信哪怕喝一滴酒都会影响自己在手术中的表现。

"朗尼的背。"他说。朗尼刚刚 20 来岁,在经历无数次手术后,再次入院进行手术治疗。"我实在不知道这个年轻人到底该期待什么样的生活。他甚至无法再参加运动。我不知道自己是否能够继续在他和他的家人面前刻意保持笑容。我们就要走投无路了。"

伦道夫医生的直率和伤感让我感到震惊。我笨嘴笨舌地说了些安慰的话,然后看着地板,不知道他会做出什么样的决定。

第二天,当我们一起为朗尼检查时,伦道夫医生又变得阳光、乐观。他告诉朗尼,我们会治好他,让他恢复健康。但当我们走出病房时,他的脸色立马变了,眼睛里充满了悲伤,假装的自信也荡然无存。就是在那天,我意识到,作为儿科医生,说谎也是工作的一部分。

然而,说谎又是我工作中最讨厌的部分。

伦道夫医生是这家医院的创始人之一,在我接受面试准备成为医院 CEO 时,我想起了朗尼和维克多利亚。我决定要尽我所能,确保我们不再遇见另一个朗尼和维克多利亚。我和乔·罗伯特常常会问我们自己和团队成员相同的问题:我们怎样才能减轻甚至消除孩子们生病时所承受的疼痛?如果没有疼痛,孩子们是否会更快地康复?我们如何能减少阿片类止痛药的使用,并把减轻患儿疼痛作为我们的核心任务?

谢赫·扎耶德研究院的一项主要任务就是找到一种用于测量儿童疼痛程度的方法。我们能够测量患者的脉搏或血压,能够分析他们的血细胞种类和数量,可以根据孩子的体重精准给予药物剂量。但是对于孩子们正在承受的疼痛,我们依然只能依赖于古老的疼痛评分系统——印有笑脸和哭脸的表格来估计。这种方法是严重不足的,因为它仅仅是评估患者的主观印象,在不同的病患之间也无法比较。对于婴儿、无法讲话或孤独症孩子来说,这种方法几乎就没有任何价值了。有研究显示,婴幼儿感受疼痛的方式是不同的,提示我们用传统的方法处理疼痛可能是无效的。

当我问孩子们觉得有多不舒服,是像评分表上画的皱着眉头的脸那样不舒服,还是像号啕大哭的脸那样不舒服时,我都觉得羞愧难当。虽然科技进步日新月异,给我们带来了很多令人惊叹的便利,但当我们试图去理解孩子们的感受时,却仍然依赖这样一张简陋的图表。我们有理由相信,应该有更加精准和科学的疼痛评估方法来引领新的治疗,而这正是我们的下一个重要目标。精准评估疼痛的类型和程度是开发疼痛管理新方法的第一步,继而为一系列条件下的治疗开拓新领域。

朱莉·芬克尔博士是美国国家儿童医院的麻醉医生,同时也在美国国立研究院做疼痛相关的研究。她为我们提供了解决方案。芬克尔博士的专业梦想是能够准确地测量疼痛的程度,并以此来评价相应的治疗或处理方法是否有效。她认为如果无法准确测量疼痛,就无法真正解决问题。

芬克尔博士在她的实验室里取得了很大的进步,我们希望把她的工作作为谢赫·扎耶德研究院的重点任务。研究院的口号是"让手术更精准、微创、无痛"。一路走来,我们现在已经到着力解决最后也是最难部分的时候了。我们决定在研究院里成立一个疼痛中心,授权芬克尔博士和她的同事们来破解疼痛之谜。

赛娜·葵才多博士是芬克尔博士在美国国立研究院的合作伙伴,同时也是儿科麻醉医生,兼任麻醉中心的负责人。她是神经外科医生乔·罗伯特的御用麻醉师。芬克尔博士和葵才多博士一起将他们的研究工作从美国国立研究院转到我们医院,着手进行一项开创性的试验,尝试通过患儿自身神经系统对不同刺激的反应来测量疼痛。

在加入我们医院数年后,芬克尔博士邀请我去参观她团队新研发出来的方法。以前我也经常接到我们研究人员的邀请电话,让我去参观他们研究所取得的新成果。虽然我很欣赏他们对科学与生俱来的热情,但他们的研究成果通常没有给我留下深刻印象,因为这些研究成果距离真正用在患者身上还很遥远。

芬克尔博士的突破性研究通过测量瞳孔的反应来评估被测者是否感受到疼痛以及疼痛的严重程度。走在通往她实验室的楼梯上,我想起在医学院学习时,老师教我们通过检查瞳孔来评估神经系统和大脑的反应,甚至患者的意识水平。这是神经系统检查的常规操作——将光线照向眼睛,观察瞳孔大小的变化、瞳孔收缩的快慢。瞳孔反应异常,或一侧瞳孔大于另一侧,或两侧瞳孔散大,都提示患者存在异常情况。每位医生都知道这些,但是我看不出来这与疼痛有什么关联。我自己就无数次检查过孩子的瞳孔。难道我无数次地错过了重要的信息?

　　我一进入实验室就感受到了芬克尔博士的兴奋。她一看到我就拿起了她的智能手机。一开始我并不确定她在做什么，这时她向我展示了一个小附件，一个经过改造后用于测量瞳孔的摄像头。我开始有点明白他们的研究方向了。她告诉我瞳孔是如何对不同类型的疼痛刺激做出反应的，而且瞳孔的变化是可以被测量及量化的。她的实验室向我展示了疼痛程度与瞳孔扩张之间的直接联系。她找到了一种间接测量疼痛的方法，这种方法后续也可以用于研究缓解疼痛的药物治疗。

　　我告诉自己，这是儿科医学的重大发现。我愿意付出任何代价，只为了能把这部智能手机交到神经外科医生乔·罗伯特的手里。

　　芬克尔博士进行样机测试，很显然这个设备在婴儿、儿童甚至成人身上使用非常便捷。她向我展示了一段视频，视频中她用一个微电极刺激志愿者，同时用相机记录下志愿者瞳孔的反应。在看了好多个视频展示后，我确信我们已经前进在精准测量疼痛的正确道路上了，这项技术可以帮助我们为婴儿和儿童开发新的治疗。我们终于能够把那个古老过时的疼痛评分表抛到窗外了。

　　有时，我觉得创造良好的环境，让疼痛这样的研究能够得以开展并直接应用到临床实践，是我作为医院 CEO 的职责。因为我曾经向乔做出过承诺，更因为我相信这些科研成果可以真正应用于临床工作，所以我把疼痛中心置于医院优先发展的地位。

　　游戏疗法作为疼痛中心的首批创新研究成果，被认为是缓解疼痛的重要方法。游戏疗法最初是在谢赫·扎耶德研究院的生物工程实验室发展起来的。它通过视频游戏来分散患儿治疗过程中的注意力,并把治疗效果最大化。比如,一个手臂神经损伤的孩子,疼痛治疗团队用电子袖套将她的手臂悬挂起来,让她用受伤的手臂玩一个类似于愤怒小鸟的游戏。医生们在电脑上监测她的动作,促使她增加动作幅度,来达到康复训练的目的。当孩子沉迷于游戏时,就会忘记这是在治疗,当然痛苦也就减轻了,最终获得的效果会更理想。

山姆·亚历山大博士是疼痛中心的麻醉医生之一,他把游戏疗法作为康复训练的核心内容。当前,瑞秋是他最有成就感的病例之一。瑞秋是一位活泼的 14 岁女孩,因为从马背上摔下来导致左脚数块骨头骨折,足部和踝关节多处韧带受损,即使在骨折愈合后仍然感到疼痛。有一天,我在实验室看到她正在接受游戏治疗。她聚精会神,全身心地沉浸在游戏中。当她驾驶着宇宙飞船穿过一个未知星球的危险地带时,让我想起了我儿子玩电子游戏时的场景。我不但见证了儿童疼痛治疗的最新进展,而且意识到乔·罗伯特努力让儿童在医疗环境中依然能够获得童年游戏的体验有多了不起。

"瑞秋发生了慢性局部疼痛综合征,"亚历山大博士告诉我,"当地医院的骨科医生解决了她的骨折问题,用石膏进行固定后就让她回家了。但 3 个月后,真正的问题出现了,疼痛再次出现并影响了她的整个生活。接下来的几个月里,她的睡眠开始减少,而且出现了抑郁症状。瑞秋的生活完全被疼痛控制了。一个小小的局部疼痛怎么能影响孩子的全部生活呢？瑞秋的疼痛综合征正是这样一个活生生的案例。"

亚历山大博士和其他疼痛专家们意识到，瑞秋足部及踝部的神经显然受损了，由于长时间的慢性刺激，脚踝与大脑的疼痛中心之间已经形成一个异常的神经-大脑回路，她的大脑陷入了疼痛困境无法自拔。有很多孩子和成人面临着跟瑞秋一样的情况。

瑞秋的疼痛改变了她的性格，这样的情况在别的患儿身上也很常见。她想念学校，常感到烦躁不安，脸上的笑容越来越少。她早上赖在床上不肯起来，甚至在寒冷的春天仍固执地穿着短裤，因为穿上长裤或牛仔裤会让她感到疼痛，她不敢触碰自己的脚和踝。疼痛的触角已经深深地刻在她的脑子里，抑郁情绪挥之不去。

疼痛和肌肉记忆不一样。年轻人的身心一旦体验过疼痛，就很难从疼痛的类型或节奏中解脱出来。这些神经建立了特定的传导通路，并且神经反馈会一直持续。因为神经已经掌握了疼痛刺激的模式，所以大脑就会顽固地感受到疼痛。

亚历山大博士和他的团队知道，只有通过多维度的治疗才能消除这些神经通路的惯性。当然，止痛药也是治疗的一部分，但瑞秋已经服用 3 个月的止痛药。止痛药导致了抑郁，而抑郁又使疼痛变得更加糟糕。

亚历山大博士告诉我："我们决定物理治疗和行为治疗双管齐下，同时把游戏疗法加入瑞秋的治疗计划。游戏可以有效地提高她参与治疗的积极性,并在治疗过程中更加专注。"

我看到沉浸在游戏中的瑞秋在控制宇宙飞船移动的同时努力用脚掌着舵,穿着靴子的腿脚也随之活动着。她跟着屏幕上的游戏做着各种极度大胆的动作,玩到最紧张时甚至气喘吁吁。不知不觉中,她就完成了亚历山大博士要求的动作。游戏疗法让治疗不再是一种折磨,瑞秋一边体验游戏的愉悦,一边使自身的状态得到改善。而且亚历山大博士能够在不被瑞秋觉察的情况下,通过改变游戏设计来整合不同的动作或运动角度以达到治疗的目的。

瑞秋承认参加治疗的第一个月特别不好过。她告诉我说:"一开始我觉得他们是在骗我,而我又很倔,不想轻易屈服,于是就假装配合他们的把戏。"

她想玩游戏,但是内心又抗拒治疗,最后还是禁不住游戏的诱惑,慢慢融入这个治疗的新形式中。疼痛中心的工作人员鼓励她的父母和哥哥们陪她一起玩,以此来激励她。

治疗进行到第二个月,瑞秋和她的家人似乎看到了希望的曙光。物理治疗师最终认为她可以摆脱游戏,开始尝试一些现实生活中的活动。在一次物理治疗时,瑞秋自己穿上了一条宽松的裤子。还有一次,她慢慢地穿上了一只袜子。这在之前都是无法想象的。

在一点点帮助下,瑞秋重新获得了对自己大脑及生活的掌控。曾经被疼痛夺走的生活,又回来了。这就是游戏疗法的关键点:大脑可以重新学会应该去感受什么及如何去运动,而不被疼痛所束缚。在第三个月的物理治疗疗程过半时，瑞秋的治疗师从她的父母那里听到了当时最好的消息：她的脸上又有了久违的微笑，她的身体放松了，偶尔也愿意和朋友出去玩，她会在哥哥们调侃她的时候进行反击了。

瑞秋告诉我："如果没有游戏疗法，我的腿就无法恢复正常运动。对于我和我的朋友们，技术、网络、游戏正是我们每天都在接触的事物。你们利用这些技术来帮助我们康复，正是让我们回到了自己熟悉的世界。"

疼痛中心现在增加了很多创新的技术，比如针灸、催眠、按摩以及睡眠疗法，来治疗儿童的疼痛。正是有了这些技术的保障，外科医生、肿瘤专家以及物理治疗师可以尝试更多可能更有效的干预手段，因为不必过于顾虑这些干预所带来的疼痛了。

每次路过疼痛中心，看到芬克尔博士实验室、生物工程团队和亚历山大博士及其同事们一起为一个目标齐心协力，我就会想起伦道夫医生和乔·罗伯特对儿童健康事业的未来愿景。越来越多曾经救治过的患儿在长大后回来复诊时提到他们印象最深刻的，不是手术本身，也不是他们曾与死神擦肩而过的经历，而是治疗所带来的疼痛。在他们要求我们解决的问题中，疼痛是最常见的。希望未来的孩子们不再需要忍受这些疼痛。孩子们的需求，以及像朗尼和维克多利亚这些孩子对我们的激励，正鞭策着我们为孩子们创造一个无痛医疗的未来。

## ▶▶▶ 第二十七章
# 探索发育中的大脑

　　在我即将结束外科医生生涯时，在一种很不寻常的情况下遇到了萨伊娜·康福，一个还在妈妈腹中的胎儿。萨伊娜妈妈的产科医生将她转诊给我，因为他们发现这个胎儿的脖子上长了一个巨大的肿块并且已经压迫到气管，出生后一旦脐带被剪断，孩子将会因为无法正常呼吸而缺氧。即使克服重重困难顺利分娩，孩子也很可能在出生后马上因为气道阻塞而死亡。因此，我们不得不在孩子刚刚出生，脐带还连着胎盘，孩子还没开始自主呼吸之前就进行手术。

　　好消息是，加州大学旧金山分校的外科和产科医生们已经在开展一项被称为产时宫外治疗（EXIT）的新技术。该新技术是通过剖宫产娩出婴儿后始终保持婴儿与母体胎盘连接，以此保证婴儿能够继续通过脐带从母体获得氧气，成功地对娩出的婴儿进行气道修复手术。

　　我告诉康福夫妇我将联系加州大学旧金山分校的医生，如果我们医院能够提供相应的资源和技术团队，那么就在我们医院进行产时宫外治疗手术，不然就只能让萨伊娜的妈妈在孕期就搬到旧金山去了。

从事儿科医学的其中一个乐趣就是，全美各家儿童专科医院之间团结与合作。当我联系加州大学旧金山分校的团队寻求帮助和指导时，他们欣然应允。在他们的建议下，我们开始组建自己的手术团队，计划在圣诞节前后进行择期剖宫产和产时宫外治疗手术。康福夫妇明白这个手术的风险，但他们充满信心，这信心也鼓舞着我们。

我们为这次手术制定了预案，并进行了团队演练。我们将进行一次特殊的剖宫产，用特制的像订书机一样的器械切开子宫。由于子宫收缩会阻断脐带的血流从而使胎儿氧气供给中断，所以我们将使用特殊的麻醉方式和麻醉药物来阻止子宫收缩。在将萨伊娜的头从子宫中拉出以后，我们会找到她的嘴和气道，在她的脐带仍然连接着胎盘的情况下进行支气管镜检查并放置气管插管。整个过程中我们都将密切监测萨伊娜的变化。

因为萨伊娜的妈妈有间歇性的宫缩，所以我们要求她卧床休息数周以免早产。圣诞节临近，她也快要足月了，手术团队所有人都取消了圣诞节的度假计划。

在接下来的这个大日子里，手术开始得很顺利，产科团队完美地暴露出子宫并将胎儿的头和颈部拉到子宫外面。麻醉师通过几种药物的联合应用防止了宫缩的发生。这给我们争取了大约10～15分钟的时间来放置气管插管。可是，萨伊娜颈部的肿瘤如此巨大，以致于脸和颈部都被扭曲了，气管插管变得异常困难。我们选择了最细的导管，旋转着将导管向下通过肿瘤部位送进气管内。当确认气管导管在正确的位置,氧气能够进入萨伊娜的肺部时,我们才夹闭并剪断了脐带。产科团队继续将萨伊娜从子宫中取出,护士和新生儿专家将她转运到新生儿重症监护室进行下一步治疗。

那天晚些时候,我和同事楼·马蒙医生一起为萨伊娜做了第二次手术,切除了她颈部的囊性肿瘤。这个充满液体的肿块简直大得惊人。在肿块切除后,萨伊娜扭曲的脸和颈部慢慢地恢复了正常的轮廓。看到她重新变回新生的小美人儿,真是我职业生涯中最激动的时刻之一。

这次手术让我明白了,胎儿医学专家和我所从事的外科工作也是直接关联的。他们对胎儿的分析和干预与新生儿重症监护室的治疗一样重要。我逐渐明白从出生前到出生后的整个生命过程都是延续的,胎儿和新生儿理应得到同样的关注、治疗和干预。

在我心里,萨伊娜的手术是我做过的最前沿的手术。但无论在术中还是术后,我们都无法评估她大脑的健康状况。目前还没有技术能够测量胎儿大脑的发育情况。我们很幸运,萨伊娜的手术结果看起来很不错。我的第一次胎儿手术经历让我对大脑这个以前既没有关注也没有接触过的器官非常着迷。当医院决定要将脑健康作为新的研究重点时,这一次的手术经历让我确信,我们需要从胎儿时期开始研究大脑,回到子宫,回到生命的起点,这才是真正的前沿领域。

在担任外科主任的后期,我接手了一个产前就诊断为肠梗阻的小婴儿。就在分娩当天,我们做了肠梗阻切除手术,但意外地发现孩子还有食管梗阻,需要再次急诊手术。

我急匆匆地跑出手术室告知患儿父母关于食管梗阻和需要再次手术的情况,我永远也忘不了他们看我的那种眼神。

"但是,这会给孩子造成什么样的长期影响呢?"这位父亲一边努力消化这突如其来的坏消息,一边问我,"我的意思是说,像这样的情况,会对大脑产生不好的影响吗?"

我被他的反应搞蒙了,跟当下的问题相比,他似乎更关注于孩子长大后需要面临的生活以及遭受神经发育受损的可能性。我不能看着他的眼睛并告诉他孩子一定不会有问题,这让我很难受。我相信食管手术本身将会非常成功,并且手术中所用的麻醉药不会损伤大脑,但我并不能百分百确定孩子的大脑没有问题。

应该说,事事都在变化之中。也许其他领域的发现可能促使我所在的领域有重要的创新。遗传学、免疫治疗、胎儿影像学等领域的发展都有望在未来减少手术的需求。

几年前,我作为外科主任参与了招聘胎儿神经专家安德·杜披雷斯博士的工作。在打算聘请他时,他告诉我们,在接下来的数十年里,我们将会应用更先进的影像学方法进行产前诊断,来预防我们生命后期发生糖尿病、高血压甚至肿瘤等疾病。在我担任医院 CEO 时,我听说杜披雷斯博士还没有一个可以把团队集中在一起开展科研工作的场地,他的影像学团队和专家们分散在医院的各个部门。

杜披雷斯博士和他妻子凯瑟琳·林木波罗斯博士是才华横溢的夫妻档。他作为临床神经学家的专业知识和他妻子先进的大脑影像技术相得益彰。我觉得应该让他们在最好的环境里完成胎儿大脑影像学研究的使命，从而可以充分了解胎儿的大脑功能，这样我们才能对胎儿进行干预和治疗，就像现在我们能够对膈疝及先天性心脏病胎儿进行一些干预一样。未成熟的身体需要每一个器官都处在正常的功能下才能更好地生长发育，而大脑发育是所有器官发育中最关键的。目前认为，大脑的问题是最难攻克的医学难题，包括孤独症、基因疾病以及其他一些疾病。我们新成立的胎儿医学研究院致力于寻找能够在胎儿期应用的神经治疗方法。而其他一些儿童专科医院，如辛辛那提儿童医院、费城儿童医院以及德克萨斯儿童医院，则在对胎儿的其他器官进行研究。

我们还着手设计了可以满足母亲需求的空间。我们的患者将延伸至怀孕的母亲，因此从诊室到洗手间各个地方的设计都要考虑到她们的舒适性和私密性。我们希望为她们提供一个能得到慰藉的空间，因为这些胎儿的诊断往往令人心碎，预后也很不好。同时，在空间装饰的艺术品上，我们也小心地选择了与婴儿不相关联的作品，以免准妈妈们触景生情。

为期 9 个月的装修结束后，胎儿医学专家和研究团队终于有了一个共同的工作场所。在胎儿医学研究院，他们开始建立世界上规模最大的跨越整个孕期的正常胎儿大脑磁共振成像数据库，并对其进行分析。这个数据库使得我们研究中心在很早期就能够检测出一些异常的情况，发现胎儿潜在的问题，这个时间点比我们之前能够做到的要早很多。林木波罗斯博士凭着她专业的视角和前沿的影像学技术,能够准确发现大脑许多区域最细微的异常。在她的实验室里,每寸空间都被充分利用,就像个飞行控制中心,有着无数的屏幕和监视器。当我观摩她工作时,我惊讶于这与我以前所学的有那么大的不同。我曾见过一些胎儿的超声和磁共振成像,放射科医生也向我解读过这些影像,但真正让我感到震撼的是我现在能够仔细观察胎儿单独的一个器官——大脑,几乎能实时地观察它的生长发育情况,并在孩子出生前就能早早发现大脑的异常情况。

林木波罗斯博士为我展示了她刚完成的一位孕妇腹中胎儿的磁共振图像。首先,这是孕 28 周时的胎儿大脑图像,然后她滚动箭头向前追踪大脑的发育过程,分别在孕20 周和 14 周的图像上停下来,指出其中的微小信号变化。在我眼前,一个胎儿的大脑正在发育、变大,逐渐形成性格、言语、情感、智力以及行为等所需要的大脑皱褶和各种连接。在另一个屏幕上,林木波罗斯博士向我展示了一些精确标注大脑发育异常部位的图像,这些异常是基于所收集的成千上万份胎儿数据得出的。外科医生的本能是找到解决的办法,去修复某个部位出现的问题,但这可不是目前这个实验室所瞄准的方向。

虽然林木波罗斯博士的眼睛一直盯着屏幕,但她好像读懂了我的心思似的。她说:"我们就快要到那一步了。"她说"我们",是因为她的工作与基因学、分子生物学、药学产生了越来越多的交叉。胎儿影像学正在为儿科医学进入新时代奠定基础。我们将很快开始胎儿治疗,这远比我们预想的时间要早。

目前，林木波罗斯博士及其团队正在将他们的科研成果和发现与杜披雷斯博士及其神经临床医学团队进行紧密合作。现在，影像学专家每天都在使用脑数据库来确定胎儿身上的异常并做出一系列胎儿情况的诊断。用不了多久，他们的技术就会更广泛地应用于临床。

在 2016 年的冬季，科学家们发现寨卡病毒会侵犯胎儿的大脑，这种病毒在巴西和其他一些拉丁美洲地区流行。朋友们向我咨询去里约热内卢看奥运会是否安全。我曾经见过一些小头畸形的病例，但是没有发现明确的病因。我无法预期寨卡病毒的影响会在多久之后波及到我们医院。

次年 3 月，在一个周一的例行晨会上，杜披雷斯博士和约翰·霍普金斯医学团队正在讨论诊治一位陪同丈夫去中美洲出差的孕妇。该孕妇虽然怀有 3 个月的身孕，但她的产科医生同意了这次旅程，这还是在寨卡病毒流行之前。当他们返回华盛顿时，这位妇女和她的丈夫都得了严重的感冒。好在一位优秀的感染专家研究了她的症状——眼疼、皮疹、肌肉疼痛以及持续发热数日，并迅速找到了病因。虽然胎儿并没有出现小头畸形的迹象，但是这位孕妇还是被转诊到了杜披雷斯博士所在的胎儿医学研究院。磁共振结果显示，恐怖的寨卡病毒已经入侵了胎儿的大脑。

病毒已经悄无声息地侵入胎儿大脑组织数周却没有出现任何临床症状，这就意味着只有高度专业化的胎儿中心才能够发现胎儿大脑感染的早期征象。这位准妈妈决定终止妊娠，并同意提供相应组织进行进一步研究。研究结果显示,胎儿大脑及羊水中都含有高浓度的寨卡病毒。后来,当流行病学专家追踪和预测寨卡病毒在美国的传播情况时,我们的这个团队参与了很多本土和国外病例的研究。

严重抑郁症每年都在影响成千上万的孕妇。研究显示,抑郁症将阻碍胎儿大脑的发育并对孩子的长期神经发育产生影响,而这种影响可能在数年甚至数十年后才会显现出来。

在胎儿医学研究院,我们对严重抑郁症母亲所生婴儿的大脑进行研究,期望能找到致病原因的线索,并能采取一些措施来避免远期可能出现的问题。杜披雷斯博士和他的团队设想建立一个全国性的胎儿影像协作网络,不仅可以找到寨卡病毒,还有助于筛查影响胎儿大脑的各种环境因素。他们希望能够建立一个网络,让医院、儿科专家、产科专家能够直接与各个胎儿影像专业中心相连接。这些中心能够全天候处理图像,以及筛查从孤独症到心肌损伤等各种疾病的标记物,更广泛地开展宫内研究。这已经成为我们对儿科医学的梦想。

这个彻底的转变反过来意味着我所从事的外科专业的重要性在下降。我们越早发现胎儿危机,就越有可能成功地减轻患者痛苦,这么多患有遗传性疾病和先天缺陷的孩子就可以不需要外科手术干预。

在乔·罗伯特去世前的几个月,在朋友们的帮助下,他在游泳池里投篮,他的朋友抬着他让他靠近篮筐。我在折叠躺椅上看着他并和他开玩笑。他沙哑地说:"将来虽然有一天我不在了,但我打赌到那时候,在孩子出生之前,你已经可以对他至少一半的情况了如指掌。"在投了一个球之后，他的朋友将他缓缓放入水中，而他则握紧拳头慢慢伸出水面。

随着我们的胎儿医学研究院在研究范围和可能性上不断突破，乔·罗伯特去世之前的这一幕常常浮现在我脑海里。今天的父母可能无法想象影像学可以揭示什么，但我希望未来能够在父母听到孩子第一声啼哭前，就已经得到了关于孩子的一系列精确诊断，并在宫内就已经把问题给解决好了。我们现在能够进行宫内诊断，已经开始一些宫内干预和手术的临床试验：宫内放置起搏器，外科矫正脊柱裂，给药预防胎儿激素缺乏。这些对胎儿干预的尝试是充满希望的，也将随着我们的研究及影像学的发展而进一步发展。影像学、基因学以及医疗干预的相互交融，将会是儿科学最令人着迷的前沿医学之一。

▶▶▶ # 第二十八章

# 癌　症

我在处理工作信箱里的信件时，有一个长时间养成的习惯。我会把医药公司和医疗器械公司寄来的信件置之一旁，把账单和法律文件放在那堆东西的后面，把患者及家属寄来的便条和卡片放在最上面。要想区分它们很容易，孩子们的笔迹、贴纸或家庭地址是这类受欢迎信件的明显标志。

我会首先阅读这些令人愉悦的信件，它们通常来自正在治疗的患者或之前的病患，他们会用照片或文字的形式分享他们生命中的一些重要事件——如果没有我们的医疗干预，孩子们有可能无法达成的重要事件。这些信件支撑着我去完成处理工作邮件这件苦差事，提醒我花时间去查看那些保险和法律文件也是值得的。

时间回到 2002 年的一个周一下午，我打开信箱瞥见了一个天蓝色的信封。我兴奋地抓起它并放在其他所有信件的上面，然后捧着它们通过大厅回到办公室。长时间的手术让我感到筋疲力尽，因为站立太久，我的背又向我提出了抗议，最近这个因长时间手术导致的背痛发作得越来越频繁，我需要来一剂强心针，这封信来得正是时候。

我拿着从祖父那里继承来的传家宝，一把旧的拆信刀，像手术一样小心翼翼地把信封拆开。等我意识到我的拆信刀在信封里面戳到了一张照片时，已经晚了，于是我放下拆信刀，用手撕开信封，以保护里面的东西。

当时正在筹备盐湖城奥运会，我曾经从报纸上看到火炬手经过华盛顿的新闻。现在我眼前的正是一张传递奥运火炬的照片，奥运火炬被火炬手高举到半空中，洋溢着自豪的氛围，似乎象征着一个久病的患者用奥林匹克精神战胜了病魔，非常鼓舞人心。我端详了一会儿这张照片，最后把注意力集中在火炬手的脸上。啊，是迈克尔·德瓦尼，一个爱尔兰裔的美国儿童战士，他像个骄傲的冠军把火炬高高举过头顶！谁敢相信他的肝脏和腹部曾经遍布罕见的致命肿瘤。迈克尔的父母过去常说："上帝保佑你。"他们那种宽容和坚定的态度也把他们信仰的力量传递给了我。此刻，我对着迈克尔的照片发自内心地笑着说："上帝保佑你，孩子。"

十几年前的一个夏天，迈克尔和他父母在南卡罗来纳州的嘉华岛度假。14岁的迈克尔很喜欢打篮球。在一个炎热的下午，他在他们租住公寓附近的球场打球，当时他和一个上篮的男孩迎面相撞，痛苦地倒在地上。随后，他直接回了家。可是，疼痛变得更加严重，然后他开始大口吐血，当时谁也没料到他肝脏上的一个巨大肿瘤已经破裂，他的生命岌岌可危。在紧急送往当地医院的途中，迈克尔发生了休克,医生对他进行了复苏抢救,然后将他转诊到查尔斯顿的大学医院。在那里花了一周时间,他的情况才逐渐稳定下来。医生们给他做了 CT 扫描,发现正是肿瘤破裂引起的凶险大出血。

塔吉医生是我的好朋友,也是查尔斯顿医院的小儿外科医生,他打电话告诉我迈克尔的情况。我们曾经在参加学术会议时一起吃过几次便饭。参加学术会议正是全美各地儿科专家们保持联络的好机会。

迈克尔需要立即手术,塔吉医生认为我在肝脏和癌症手术方面很有经验。于是,迈克尔的家人决定把他转诊到离他们家更近的华盛顿来。

迈克尔到医院的第二天,我就给他做了手术。这样的手术通常需要在腹部划开一个大切口,打开腹腔后评估肿瘤的大小、类型及其位置,并确定肿瘤是否已扩散到其他器官。等迈克尔进入麻醉,我们打开他的腹腔,站在手术台上的所有医生都倒吸了一口冷气,眼前是灾难性的一幕。肿瘤不仅出现在他的肝脏,还遍布整个腹腔,肠子和其他器官表面都布满了大大小小的肿瘤结节。肝脏的肿瘤巨大,我预感到我们只要把他的左侧肝脏切除就可以去掉肝脏的大部分肿瘤,但是扩散到腹腔其他部位的肿瘤则是毁灭性的,我怀疑即使我们解决了肝脏的肿瘤危机,肿瘤专家们也不一定能够通过化疗和放疗来控制它们。虽然巨大的肝脏肿瘤已经够棘手的了,但是癌症的疯狂扩散更让我十分怀疑化疗和放疗的效果。

我们意识到这次手术远远不能解决问题,后续的治疗非常复杂、难度巨大，这无情的事实让人觉得十分沮丧。如果运气好，我们可以切除绝大部分肿瘤，便于肿瘤专家更好地进行后续治疗，但我们无论如何都无法治愈迈克尔，这样的结果让我很失落。我们在手术台上的目标通常就是手到病除，一旦无法实现这个目标，我们只能妥协。

在动手切除肿瘤之前，我们先对肿瘤进行了组织活检，以确认其具体分型及恶性程度。很快，从病理学家那里传来坏消息——它看起来像肝细胞癌，这是最糟糕的肝癌类型，即使没有像迈克尔这样发生腹腔其他部位的广泛转移，肝细胞癌患者预计的生存率也还不到 10%。

我一边咒骂着肿瘤，一边重新评估我们面对的困境。我必须离开手术室去如实告诉迈克尔父母术中所看到的情况，让他们明白问题的严重性，并决定是否继续这场很可能徒劳的手术。

当我走出手术室时，我发现我的鞋套上滴着迈克尔的几滴鲜血，在拐弯出去前我把鞋套脱了。当我走近迈克尔的父母并向他们解释情况时，他们没有流泪，也没有惊慌失措，而是平静地注视着我的眼睛，向我保证他们想为迈克尔尽一切努力，他们坚决地让我继续完成肿瘤切除手术。当我转身走回手术室时，我的眼角余光看到他们紧握着彼此的手开始祈祷。

我经常被父母们在巨大压力下表现出来的从容和镇定所震惊，但这对夫妇的情绪控制能力是最强大的，他们让我内心无法平静。过了一会儿，我走回手术室，感觉浑身充满了力量，与这对夫妇的三分钟谈话让我重新振作起来。我把迈克尔父母的诉求转述给手术室里的同事们,告诉他们各就各位,打起精神来。

手术持续了8个小时,我们切除了肝脏左叶的巨大肿瘤。为了尽可能把肿瘤切干净,我们最终切除了半个肝脏。为了确保留下的肝脏边缘没有残余的肿瘤,我们把切下的肿瘤组织送到病理科。病理学家在显微镜下仔细检查的同时,我们继续手术,切除了腹部系膜和其他器官表面上的几十个肿瘤结节。

最终,病理报告显示我们已经非常接近肿瘤的边缘了,我觉得我们切除了大约99%的肿瘤。作为外科医生,似乎已经竭尽所能了。手术虽然为迈克尔赢得了更多的时间和能量来投入下一阶段艰苦的治疗,但离治愈还隔着千山万水,因为我们永远无法切干净已经广泛转移到整个腹腔内的癌细胞。我们遇到了一个无比凶险的、几乎致命的对手。如果赋予我神力,让我选择一种儿科疾病去治愈,我会毫不犹豫选择广泛浸润的癌症,就像迈克尔所患的那种。虽然我从这个男孩身上切除了重达几斤的肿瘤,但他仍有可能活不过半年,这个残酷的现实令我无比沮丧。

等我缝合好手术切口的最后一针,已经是深夜了,我打算再去和迈克尔的父母谈谈。当我走出手术室时,内心充满了从未有过的挫败感,我向迈尔克的家人打招呼,我猜他们肯定也感受到了我的低落情绪。

"我很高兴迈克尔挺过了手术,"我艰难地组织着语言,企图在令人绝望的前景中给迈克尔的父母保留一丝希望,"这台手术做得很艰难,虽然我们切除了99%的肿瘤,但我担心那残留的 1%。肿瘤已经广泛转移了,虽然我们切除了很多看得见的肿瘤结节,但无法切除那些我们看不见的癌细胞,我确定这样的癌细胞还有很多。按理说,迈克尔很年轻,原本身体也很好,从统计学来看,这应该是很小概率的事情,真是太遗憾了。"

我的最后一句话听起来像是令人尴尬的陈词滥调,尽管我相信它是正确的。我通常会用这样的统计学概念来结束与家长之间的谈话,因为我相信统计学数据不会说谎,但这一次,我觉得自己就像一个该死的骗子,即使我的言语已经尽可能地委婉了。

"我们相信你会帮我们一起制定最积极的新化疗方案,"他的父亲满怀信心地说,"他是个强壮的男孩,又是运动员,他身上充满了爱尔兰人的战斗力,他会为后面的挑战做好准备的。"

迈克尔父母的平静令人震惊。当他们在医院外面的水池边上散步时,我去复苏室察看迈克尔。当我看着他眨眨眼从睡梦中醒来时,我在心里重复着我关于统计数据的那一套说辞,对他露出了微笑,就像他给我的微笑那样。

在接下来的几个月里,每次听到迈克尔化疗的最新消息,我都对自己的专业局限性而感到恼火。我们的手术虽然为他赢得了一些时间,但完全不足以挽救他的生命。我曾与肿瘤学家们一起研究过许多癌症病例,并对他们接二连三的研究成果和创新方法产生了浓厚的兴趣。分子层面的研究是一个充满希望的新领域,远远超过了我在器官和组织层面的干预。我希望肿瘤学家们能让迈克尔至少多活几年。但我很担心迈克尔的癌症来得太早了,他等不到这些新方法来救命。

术后1个月,我给迈克尔做了检查,他的身体恢复得非常好,但接下去他将要接受大剂量的化疗,我担心他的身体能否承受得住。也许正是因为受他父母的影响,他的情绪看起来和他父母一样平静,这在他这个年龄的孩子身上可不多见。

6个月后,即使依然还在化疗期间,迈克尔还是坚持回到了学校,甚至在学校的支持下参加了棒球比赛。

与此同时,我们在肿瘤边缘确实发现了残留的癌细胞,尽管化疗可以暂时将癌细胞从他身体里清除,但肝移植已经是迈克尔唯一的真正的希望。我给佛罗里达大学的马克斯·兰厄姆医生打了电话,他是我认识的最顶尖的儿科肝移植专家,他同意接手迈克尔。经过几轮化疗之后,兰厄姆医生打算再一次打开迈克尔的腹腔,查看肝脏边缘和腹腔其他部位是否还有残余的肿瘤。

手术一结束,兰厄姆医生就打电话给我,他顾不上跟我寒暄,就直截了当地说:"柯尔特,你不会相信的!"他抑制不住的兴奋,因为手术中兰厄姆医生没有在肝脏以外的部位发现任何肿瘤,也没有在肝脏切口边缘看到或摸到任何肿瘤。显微镜下的病理检查也没有找到任何癌细胞。所以他决定只切除部分新生长出来的肝脏节段。这个令人难以置信的发现意味着迈克尔已经不必进行肝移植了。

迈克尔回到华盛顿以后又接受了几轮化疗,完成了整个治疗方案,在这个过程中,他似乎战胜了所有令人望而生畏的困难。接下来的几年里,肿瘤专家和我一起定期为他复查以确保肿瘤没有复发。结果,我们什么都没有发现。他在学习和体育方面都取得了巨大的成功,进入了波士顿大学,后来在乔治敦大学获得了工商管理硕士学位。

几年后一个雪天的下午,我给迈克尔做了一次复查。那个上午,我给另一个叫凯西的孩子做了手术,我们不得不承认他不会有迈克尔那样的好运。在同一天看到他们俩,结果却截然相反,这让我很是困惑。那天晚上,当我驱车穿过雪地回家时一直在思考这个令人头疼的问题:为什么迈克尔能活下来,而凯西却快要不行了?我当然为迈克尔感到高兴,因为创新的化疗方案在他身上取得了出人意料的效果;同时,我也痛恨上苍的不公,同样是孩子,迈尔克很幸运,可是凯西却如此不幸。

我们正在努力改变小儿肿瘤的治疗现状,所取得的进展甚至比在成人肿瘤取得的要快很多。儿童白血病的治愈率已经上升到90%;通过手术、化疗和放疗的联合治疗,儿童肾脏肿瘤的治愈率也有了惊人的提升;骨髓移植已被应用于许多癌症的治疗,使患者生存率进一步提高。但是脑部肿瘤和严重的腹部肿瘤,如神经母细胞瘤等,依然是很多患病儿童的噩梦,其治疗所带来的副作用也使成千上万的孩子痛苦不堪。

我们没有现成的工具可以用来弄清楚为什么凯西和迈克尔对治疗的反应如此不同,但直觉告诉我可能与孩子们免疫系统的组成和功能有关。虽然我们尽力帮助迈克尔去抗击肿瘤,但最终彻底消灭肿瘤的还是他自己的身体。遗憾的是，我们无法让凯西的身体发挥同样的抗击肿瘤的作用。

托尼·桑德勒博士是研究癌症的科学家，当时他正在研究小鼠的免疫系统。他的想法是利用人体免疫系统功能，通过从相同肿瘤组织中制造出来的疫苗对肿瘤进行靶向治疗。他首先提取肿瘤细胞，对其进行基因灭活，用这些灭活细胞来制造针对这种肿瘤的疫苗，然后将其注射进小鼠体内以刺激其免疫系统来攻击肿瘤。在动物实验中，肿瘤的破坏力十分显著，但在联合应用免疫调节剂（能够调节免疫系统，对机体的免疫反应具有激活作用或抑制作用的物质）后，几乎都能取得理想的效果。

如果我们真的能利用免疫系统来对抗癌症，那么很多问题会迎刃而解。免疫治疗已经在成人的临床试验中取得了巨大成功，对儿科领域来说也极具吸引力。一方面，它可以显著地减少化疗和放疗的致命副作用；另一方面，免疫治疗是针对每个特定的患者量身定制的，而化疗则是用一个方案治疗不同的患者，这些患者所用的药物是一样的。

最后也是最重要的一点是，免疫治疗在儿童身上可能达到的效果是成人所无法实现的。儿童的免疫系统就像他们的骨骼和器官一样处在不断生长和发育的过程中，通过免疫治疗可以激发儿童体内的潜力和能量。然而现在，整个医疗体系坚持先从成人开始做临床试验，目前还不允许我们在儿科这么做。

迈克尔和凯西两个孩子截然不同的结局给了我们像坐过山车一样的感受，胜利的喜悦和难言的心痛交织在一起。

桑德勒博士关于免疫系统的研究工作促使我在癌症研究的资金投入中把免疫治疗作为优先选项。我认为这非常合乎逻辑，因为儿童具有持续生长发育的生物学特性，而且免疫治疗的副作用更少。那我们有什么理由不把赌注押在一个如此适合孩子的癌症治疗方法上呢？

乔·罗伯特曾经告诉我，人脉关系是王道，但有时医学之神也会给我们带来好运。当我们结束儿科肿瘤学会议在新西兰机场候机时，我们的肿瘤科主任马克斯·科普斯博士与凯瑟琳·博拉德博士相谈甚欢。博拉德博士是新西兰人，世界领先的免疫治疗研究者之一，正好她也参加了这个会议。科普斯博士开始想尽办法招募博拉德博士进入自己的团队。没到半年，博拉德博士就搬来了华盛顿，成为我们医院免疫治疗实验室的负责人，并且很快就把这个实验室发展至拥有近 30 名研究人员和医生的规模。她的梦想是使免疫疗法成为每位免疫紊乱（包括癌症）儿童的标准治疗方法。她和她的团队成员认为癌症只是一种免疫紊乱，而不是疾病。如果他们可以在实验室和临床试验中取得成功，免疫治疗将很快成为我们医院治疗哮喘、糖尿病、炎症性肠病和食物过敏等疾病的基础治疗方法。

在博拉德博士的实验室里，研究人员从患儿或其直系亲属身上抽取血液，培养他们的 T 细胞——负责对抗外来入侵者的一种淋巴细胞。让这些 T 细胞在体外培养过程中暴露于癌细胞进行训练，然后注射回癌症患儿体内。这些 T 细胞被训练成只攻击身体内的癌细胞，从而可以避免化疗的大部分毒副作用，因为化疗总是不管三七二十一，杀死药物作用到的所有细胞。

　　该实验室最有希望的临床试验之一正在招募白血病儿童。最近就有一个叫莫莉的孩子来找科斯滕·威廉姆斯医生看病,威廉姆斯医生同时为博拉德博士的实验室工作。莫莉是一个有癌症家族史的 9 岁女孩,她红头发、脸上长着小雀斑,经过彻底的化疗后,她接受了两次骨髓移植,捐赠者是她健康的哥哥,但两次移植都因未能杀死白血病细胞而失败了,而找到威廉姆斯医生加入免疫治疗的临床试验是她仅剩的一丝希望。

　　威廉姆斯医生告诉莫莉,这次,他们不是从她哥哥的骨头里提取骨髓,而是从他的血液中提取一些 T 细胞,威廉姆斯医生喜欢将这些 T 细胞称作"战士","战士"们会和另一种被称为"教官"的细胞一起在培养皿中待上一段时间。"教官"细胞实际上是一种装载有肿瘤蛋白的细胞。同时加到培养皿里的还有生长因子,生长因子可以加快这些细胞的生长。于是,在很短的时间里就可以长成一支强大的细胞"军队"。"教官"细胞会把"战士"细胞训练成"特种兵",专门跟白血病细胞打仗。于是,当这些"特种兵"进入莫莉的身体以后就会变成一支训练有素的攻击白血病细胞的强大军队。

　　"你听明白了吗?"威廉姆斯医生问。

　　"好的,明白了!"莫莉连连点头。

　　威廉姆斯医生在万圣节那天给莫莉注入了从她哥哥体内提取的经过培养的"特种兵"细胞。整个操作过程中,莫莉一直都在给威廉姆斯医生讲邻居家那个鬼的故事,那可是一个真正的鬼,总是偷偷拿了钥匙把他们邻居锁在门外。她绘声绘色地讲着这个万圣节故事,以至于完全没注意到威廉姆斯医生已经把一支"特种兵"部队推进了她身体里。莫莉的医生们相信,这次免疫治疗即使不能完全消除白血病细胞,但至少可以让后续的治疗变得容易些。免疫治疗结束后,莫莉没有出现不良反应,甚至连发烧都没有。

三个月以后,莫莉的身体出现了惊人的反应,现在她处于完全缓解状态,她的血液中没有找到任何白血病的证据。因为之前莫莉已经尝试了所有其他的治疗,所以这个超前的试验性治疗是她最后的一线希望。现在的结果比我们预期的好太多了,更为重要的是,莫莉所接受的免疫治疗可以减少甚至消除传统化疗所带来的难以接受的长期副作用,包括继发的癌症和心脏病等。另外,T 细胞对儿童未来的健康保障来说还有一个很重要的额外好处:它们可以永久存在,保护患病儿童不再复发。

由于儿童临床试验的特殊性,莫莉能加入这项试验简直是一个小小的奇迹。美国食品和药物管理局(FDA)要求只有在成人临床试验中被证明是安全的药物才能在儿童身上进行试验。但这里存在两个问题。

首先,将成人癌症和儿童癌症等同起来就好比把苹果和橘子混为一谈,这是一种认知上的错误。许多成人患的癌症类型,如结肠癌、乳腺癌、肺癌,与儿童常见的癌症类型截然不同。

其次,儿童具有比成人更旺盛的生命力,儿童对某些药物的反应可能比成人更为敏感。FDA 的出发点是保护儿童免受那些激进的、危险的治疗所带来的伤害,但如果这个儿童所患的疾病本身就已经是致命性的呢? 那么如果我们不尝试冒险,就可能剥夺这些儿童最后的生存机会。

的确,在这两方面很难做到平衡,但随着科学发展,研究者们创造了越来越精准和个体化的癌症治疗方法,相关风险也逐渐降低,我们的很多儿童患者可能争着想要率先尝试这些创新的治疗方法。

## ▶▶▶ 后　记
# 自己婚礼的绝世好男

　　你是否曾经与比你自己更优秀的人一起共事？当我还是个小医生时，我常常拿自己与对方比较，还在不同领域默默地制定小目标去提升自己，比如我的临床手术技能、个人魅力甚至幽默技巧，因为我在这些方面感到自卑。医学是一个竞争非常激烈的领域，医生们非常容易陷入互相攀比专业技术和个人成功的漩涡，我亦如此。但是，当我在病房里给一位名叫泰勒·威廉姆斯的年轻人签署出院文件时，我终于放下了这烦恼了我数年的可笑的攀比心。我知道无论我多么努力，我都永远无法与泰勒相提并论。

　　当我和我的同事谈论泰勒时，我们经常提到正直、智慧和勇气等品质。大部分时间，泰勒是在关心我们的生活，而不是倾诉他自己的烦恼；他总是担忧他父母承受的痛苦，而不是他自己的痛苦。在这点上，我自愧不如。但我很自豪地意识到，是我们帮助塑造了这么一位优秀的年轻人。不光是我，还有他的祖父母、父母、护士琳达、在他 22 次手术过程中碰到的护士们、物理治疗师、夏令营辅导员以及他的朋友们。

"我要感谢您和您的团队,纽曼博士,感谢你们为我所做的一切,"那天泰勒对我说,"很抱歉我又毁了您的夏季休假计划。"

每到八月,泰勒的消化系统都会出现危机,这已经成为这些年八月的常态,所有的治疗基本上得重头来过。他重建的肠道情况已经稳定,但每隔一段时间,通常是在我们八月份家庭假期的前一两天,泰勒的肠道开始无法正常吸收营养或发生部分梗阻,随之而来的脱水会导致泰勒的消化系统紊乱。这一次,他的脱水情况非常严重,我们被迫紧急进行手术以解除消化道梗阻。在过去的 10 年里,这种紧急时刻似乎每到八月份就会发生一次。每年八月,只要我一接到泰勒母亲的电话,我就会下意识流露出假期泡汤的失落。

但当我看到泰勒沮丧的脸和抱歉的语气,就会让我对自己的自私反应而感到非常内疚。"泰勒,与其在海滩上暴晒我秃秃的脑袋,我倒不如站在这里签署这些文件。"我说。

"好吧,纽曼博士,现在您终于可以晚一个星期去度假了,希望您记得戴上帽子。"他笑着说道。

泰勒总是鼓励周围的人打起精神,站得更挺拔些,笑得更开心些。这个孩子经历了如此多的痛苦、如此多的恐惧和危急关头,但每一个危难时刻过后,他依然热爱生活,珍视每一段友谊。他让我想起了在足球比赛期间电视上播放海军陆战队的招募广告——坚韧如钢。

三年前,我开车到马里兰州切萨皮克湾西岸的一个小镇参加泰勒的婚礼。虽已是深秋,但天气如夏,这光影和空气的融合让我突然变得多愁善感。我一边开车,一边脑海中像放电影一样,循环放着我与泰勒和他父母一起度过的快乐时光。我看到他在高中毕业派对上的喜悦,看到他每次做例行检查时脸上总是洋溢着的笑容。我是如此沉浸其中,以至于可能当时对于我附近的司机来说有点危险。

当我从教堂停车场出来时,我迫不及待地想看到泰勒的新娘。我想,在这个浮躁的年代,她一定是个了不起的人。泰勒接受了结肠造口治疗,我们俗称它为造口袋,从那天起我就在我的未婚妻面前为泰勒进行造口换药。我经常担心他未来的感情生活,清醒地认识到信息时代的约会和浪漫恋情带来的压力。就像一个忧心忡忡的老父亲,我一直希望他能找到一个可以倾诉他所经历的一切并且会因此更加爱他的女人。他终于如愿以偿了,我看着沿着教堂的过道缓缓走来,马上就要成为他妻子的杰西!

音乐响起,我坐在长椅上,泰勒身着晚礼服,昂首挺胸、大步流星地从圣坛旁边的门口走来,气场十足。我开车来的路上浮现在脑海的画面切换成泰勒站在我面前的这个强大的现实。那一刹那,我感慨万千,我的情绪从我的胃翻腾到肠——泰勒曾经多次手术过的位置,然后再向上回到我的喉咙,紧接着眼泪顺着我的脸颊流了下来。

管风琴演奏者开始弹奏婚礼进行曲。杰西在她父亲的护送下,缓缓地走向那个对我来说像儿子一般的年轻小伙。

我坐在座位上就像坐在惊心动魄的过山车上,整场婚礼,我都注视着泰勒的每一个动作、站位还有表情,一切都非常得体到位。我曾经参与过这个人的生命,而且泰勒的人生一直都让我惊叹不已,这让我感到无比自豪。

当牧师念出今天值得纪念的人名时,我想到了凯西、维多利亚和其他与我建立了与泰勒一样深厚感情的小病患们,那些没有成功挺过来的他们。要是凯西站在圣坛上会有什么反应?毫无疑问,她会在婚礼上讲笑话。要是我能减轻维多利亚所遭受的疼痛会怎么样?上帝眷顾泰勒,但为什么他们就不能也有一个美好的结局呢?

"有得必有失。"这句让儿科专家们厌恶的陈词滥调突然出现在我的脑海中。我试图让自己清醒,从看到凯西的幻想中抽离,但我又非常希望她能和泰勒见上一面,泰勒肯定能轻松自如地接住凯西开的玩笑。

但你知道吗,我对自己说:"下一个凯西和下一个泰勒所承受的痛苦已经减轻了,并且他们可以生存更久。"本书中所讲述的这一代孩子,正是因为有他们强大的内心和坚韧的身躯,我们才能在儿童专科医院实现今天的创新。25 年前,当泰勒躺在手术台上时,我根本无法想象科技的发展将改善和延长成千上万像他一样的孩子的生命。

我看着泰勒亲吻他的新婚妻子,在目睹他经历许多手术和并发症之后,我怀疑他永远无法拥有自己的孩子。但是当他和杰西手挽着手,深情地从过道走来时,我知道这已经足够称为奇迹了。

大约两年后,我与我们遗传学实验室的负责人、美国领先的儿科研究人员之一马歇尔·萨玛博士进行了一次晨会。也不知道为何,我在会议快结束时,与他提到了泰勒秋天在马里兰州南部举行的婚礼。这时我突然发现，我们讨论的不仅是关于如何让下一个泰勒生活得更轻松，还有如何完全消除泰勒曾经受过的痛苦。萨玛博士的实验室正是研究这种可能性的最佳场所，他参与了人类基因图谱研究，部分归因于这项研究工作，他积累了识别和治疗遗传性疾病的专门技术。

萨玛博士使用精确的指标识别了困扰大约10％新生儿的约7000种遗传性疾病。他的目标是尽早攻克这些问题，甚至在胎儿阶段，以尽量减少疾病对孩子的影响，或者完全消除这些遗传性疾病，他还谈到通过胚胎和早期基因干预以确保患儿成年后的身体健康。

萨玛博士与我分享了他在纳什维尔范德比尔大学工作时曾经治疗过的一个婴儿案例。那个叫马克的婴儿患上了最严重的遗传病之一：氨基甲酰磷酸合成酶缺乏症。他的身体无法分解氨。氨是人体内常见的一种物质，氨过量对身体有毒性作用，所以必须通过生化分解，清除到体外。

马克一家人住在南卡罗来纳州格林维尔，他们得知萨玛博士在生化治疗领域的造诣后，立即预约了会诊。萨玛博士在接受预约时并不知道他们在不久后会成为邻居和合作伙伴。为了离萨玛博士更近，马克父母把家搬到了纳什维尔。通过对马克的治疗，萨玛博士发现了马克所患疾病的分子基础。他们成为终身伙伴，以医生、患者及朋友的身份一起成长。如今，马克也已经成为一名父亲，他每年去萨玛博士那儿做一次检查。萨玛博士说："与其说是例行检查，不如说是好友间的重逢。"

　　与萨玛博士见面后没多久，我就接到了泰勒的来电。以往，如果有事，都是泰勒母亲打电话告知的。如今泰勒已经长大成人，这次是他自己给我打了电话。自从他婚礼过后，我一直都没有他的消息，但我深深地明白他是一位终身患者。

　　"纽曼博士，"他开口说道，从他的语气中我听不出他目前的情况，"别来无恙，您最近过得好吗？"

　　上一次他这样说话，我就有种想打断他的冲动，我们之间不必过于客气，可以直接切入正题，但我意识到，对泰勒来说这不是客气话，而是他必须说的话。

　　我简单地说了我的近况，然后等待他开口。

　　"我打电话来是想告诉您，我和杰西有宝宝了，"他说，"这完全在我们的计划之外。我在攻读研究生，她也在工作，但这惊喜降临，我们真的很开心。"

　　我一时说不出话来，他能感受到我的惊讶，于是他继续说道："我询问了我的医生，如果我的病是基因导致的，我的孩子会不会得同样的疾病？不过目前看来一切正常，医生认为我们的孩子不会面临其他孩子没有的风险。"

　　不知为何，我想到泰勒外婆给我和艾利森订婚宴上准备的白色双层蛋糕，我的味蕾依旧记得这份甜美。泰勒婚礼上的那份感动突然又涌上心头，为了克制自己激动的情绪，我把话题转移回了自己擅长的医学领域。

　　"嗯，泰勒，如果你小孩以后摔断胳膊了，你可比其他家长更知道该送去哪里，找谁看病呢！"

　　我俩聊得哈哈大笑，挂电话后我依旧在努力回忆那蛋糕的样子。最终我拼凑出来的是泰勒的团队，在他与疾病战斗，争取过上正常生活的过程中，无论是在医院还是在家里，都有人默默地为这个孩子提供他所需要的一切帮助。基因研究、胎儿成像、机器人手术和疼痛研究将改变下一个泰勒的生活，但古老的传统的团队合作仍然是成功的秘诀。

我们仍然处于探索儿科医学的前沿，父母、护士与朋友们激发了科学创新与儿童生理心理的强有力结合。我想象着人们坐在教堂前排长椅上，为了泰勒奇迹般的生命喝彩欢呼。泰勒的人生，日复一日地证明伦道夫医生那古老的一课：疗愈儿童是一项团队运动，其中囊括了乐趣、挑战、胜利和偶尔的心碎，每个成员的奉献、技能和激情都会碰撞出不一样的火花。

儿童是未来的成人，需要用长远的眼光来考虑他们的医疗计划。他们有着得天独厚的身体机能，我们应该积极地追求科学创新，让这些潜力十足的生命获得最佳的成长机会。儿童心理学也同样充满力量，医院需要为其蓬勃发展奠定基础。父母和家庭不仅是情感的堡垒，也是医疗资源，需要授权他们成为医疗团队的一员。护士在和医生一起实现治疗目标的过程中起着很重要的作用，他们的领导作用需要得到肯定和鼓励。所有儿童专科医院都要充分发挥一直为儿童卫生健康服务的独特优势，从圣路易斯儿童医院到巴尔的摩的约翰·霍普金斯儿童医疗中心，从西雅图儿童医院到俄亥俄州哥伦布的全国儿童专科医院，儿科医学研究所取得的创新成果令人震惊，但儿科医学仍然没有得到足够的重视，科研资金依然缺乏。这困扰着我，我也与全美儿科医学界的领导们一起努力，让儿科医疗、儿科医学研究在美国的社会和政治层面处于更加优先的地位。

只要我们勇往直前，不断提升儿科医学发展并提升儿科医疗的可及性，同时联合全美父母与我们并肩作战，像泰勒一样的年轻人们就可以在其他地方锤炼品格，而不是在手术室、复苏室和急诊室锤炼他们的品格。

我曾经总是吐槽医学中大量的拉丁词汇，这导致患者与专业人士之间的沟通障碍。创新这个词根源于拉丁词innovare，意思是"更新或恢复"。最近，我告诉人们我们正处于更新和恢复的前沿，为成千上万像泰勒一样因各种状况而被剥夺童年的孩子重建童年，这比影像学检查、免疫疗法或机器人工程更为重要，它是我们触手可及的终极创新，这才是真正的前沿。维多利亚、凯西和他们的病友们，不会让那些追随他们脚步的孩子们重蹈覆辙。

## ▶▶▶ 致 谢

  这本书的起草及最终完成都发生在一个书籍俱乐部，在这群好友中，格雷格·乔丹是位作家。在 11 月一个起风的夜晚，在一座可以俯瞰切西皮克湾的房子里，格雷格让我分享这些年来对我影响最大的患者及其故事，当时，我还是美国国家儿童医院的外科主任，格雷格鼓励我把这些神奇孩子们的故事记录下来。当我成为美国国家儿童医院 CEO 时，他帮助我把这些故事写成一本书，用于照亮我们在儿科医学界所取得的进步以及面临的障碍。写出这些故事并表达相应的观点就如同任何高强度的外科手术挑战一样苛刻，作为我的合作者兼好友，写这本书的每一步都有格雷格的陪伴。

  格雷格在帮助我的同时，他和他的妻子艾利正经历着他们的儿科危机，他们的儿子艾赛科尔和他的孪生兄弟卢卡斯也成为这本书中的一部分。格雷格认为这本书挽救了艾赛科尔的生命，他的经历也帮助我理解了授权给父母，为父母提供相应的资源，让父母知道在急诊情况下该问哪些问题以及如何为他们的孩子获得最佳的医疗服务的重要性。

如果没有无与伦比的、锲而不舍的编辑乔艾·德·蒙尼，这本书就不可能得以出版。他从一开始就坚信这本书能出版，为这本书提出了非常好的建议，对各种手稿进行编辑。还有乔的助手海利斯·沃森是一个发挥稳定且可靠的团队领导。

这本书的代理商戴维·昆与坚韧不拔的劳伦·克拉克医生是我坚定的支持者。

我对我的律师葛雷·马克思和斯特林基金管理公司的团队成员充满感激之情，他们创建了慈善基金，取名为儿童健康机会基金，这本书的所有收益都会归于这个基金会。

美国国家儿童医院的董事会，尤其是董事会主席吉姆·林特和麦克·威廉姆斯，他们给我提供了至关重要的支持和鼓励。

从我在北卡罗来纳时照顾我成长的儿科医生算起，我有许多儿科医学界的榜样。医学是一种教育，我的教育改变了我的生活。当我在北卡罗来纳大学读本科时，我在北卡的纪念医院以护理员的身份工作了一个夏季，从那时起我就对医学情有独钟。杜克大学医学院不仅挽救了我的生命，而且为我打开了一扇门，尤其是外科学这扇门，戴维·沙碧顿、乔·墨兰、山姆·威尔士等医生对我的影响特别大。当我写这本书时，豪沃德·费斯顿医生是杜克大学医学院的首席外科医生，为我提供了非常重要的历史观；在山姆·卡斯的领导下，儿科系的成绩非常鼓舞人心；约翰·希德是杜克大学医学院的儿科住院医生，在我第一次遇见他后，我们就成为一生的好友，我聘请约翰为美国国家儿童医院的消化科主任，这样我和他在华盛顿重逢了。我最后一次和约翰的谈话是在 2016 年夏天，我们在一起回忆了我们在杜克大学医学院的美好时光，我告诉他我正在写这本书。很不幸，不久之后，他在法国的一次悲惨的交通事故中失去了生命。在我写这本书时，杜克大学医学院 1978 届同学们每天都会浮现在我的脑海中，许多同学是我非常亲近的朋友。

布莱根和妇女医院是美国最好的医院之一，在约翰·曼尼可的领导下有着非常好的医学学习氛围。我从那些令人难以置信的教职员工那里学到了非常多的知识，外科医生理查德·威尔逊、鲍勃·奥斯特、罗格·克里斯、安迪·瓦特莫都是了不起的老师。与我一起工作过的外科住院医生们都很特别，他们帮我确信选择外科会是令人兴奋和富有成就感的冒险。我在波士顿的许多同事后来成为我的终生好友。在前面几章的一些重要细节讨论中，罗索·尔瑙特、迈克·鲍雅佳、杰维·克特等医生为我提供了极大的帮助。我永远感激波士顿儿童医院及其管理层，当年我在那里接受培训。对于年轻医生来说，这是一家神奇的医院，作为儿科医学界的世界级领导者，这家医院一直享有盛名。

我在美国国家儿童医院共事的几位外科专家照亮了我前行的路，包括鲍勃·康诺，玛丽·费勒、汤姆·罗斯医生。这些年来，我一直深受其他小儿外科专科医生、住院医生、医学生的鼓励和挑战，让我在手术室的每一天都令人激动。

作为外科教授,我在乔治· 华盛顿大学医学院及健康科学院工作了 30 多年,我非常喜欢那里的学术氛围和同事关系。我有机会主持了与美国儿科科学院外科专业的朱德森·伦道夫和凯西·安德森院士的三次访谈,他们俩都是我很好的朋友、鼓舞人心的导师及无与伦比的同事。其他很多在美国国家儿童医院的同事为这本书提供了很多细节,包括马克·贝特邵、托马斯·思索加、吉姆·斯强勃列医生等。全美儿童专科医院的 CEO 们都给予我巨大的支持,包括美国儿童专科医院联盟的 CEO 马克·维特查。

医学事业依赖社区成员的慷慨支持,多年来许多人提供了重要的支持,帮助筹集资金来实现我对美国国家儿童医院的未来愿景。对于我和乔·罗伯特来说,"为儿童而战"及其董事会成员是如此重要,我非常感激"为儿童而战"的领导层,尤其是董事会主席劳尔·福南德和董事长迈克尔·英格力,现在的董事长凯斯·高登。

乔·罗伯特的律师戴维·菲斯特恒为这本书提供了很多建设性的意见,还有乔的家人,尤其他的儿子乔瑟夫·罗伯特三世。乔的前任员工主管丹尼尔·瑞德帮助我审阅了手稿的关键部分。

艾斯佩研究院给了我早期测试这些主题和故事的机会。

我也非常感谢阿布扎比及阿拉伯联合酋长国的政府机构,尤其是其大使尤塞夫· 奥塔巴先生以及这个充满活力国家的其他许多人,他们为我写这本书提供了强大的动力。

我的主管教练苏珊·克尔帮助我保持初心,忠于我的价值观。随着这本书的发展,我开始欣赏维克多利亚·戴森及汤姆·丹姆提出的批评,维克多利亚坚持不懈地帮助我把每份手稿都提升到一个新的高度。

我在美国国家儿童医院的超级棒的团队,尤其跟随我很多年的行政助理卡罗·曼宁女士,她为了这本书的出版付出了很多,卡罗是我多年的同事,也是我的灵感之源,我无法完全表达我对她的感激之情。我的员工主管米歇尔·麦克奎瑞、劳伦·菲许领导的美国国家儿童医院的媒体团队,还有丽贝卡·费雷德、艾米·古维、苏珊·本玛,他们对这本书的生命力至关重要,他们为这本书赋予了生命。在维金的公共关系及市场营销团队为在世界范围内传播这本书提供了非常棒的帮助。我还要感谢琳恩·巴克尔,她为这本书设计了封面。美国国家儿童医院的法务咨询主管玛丽·安·希拉里为这本书提供圣人般的智慧和法律建议。

在我写书的三年多时间里,我的妻子,也是我最好的知己艾莉森,我的两个儿子罗伯特和杰克,还有我的其他家人,在我痛苦的写作过程中一直给予我继续前行的勇气。

虽然我在书中仅仅挑选了昂医生的故事作为榜样,但其实我共事过的许多儿科医生一直是我的榜样,我为他们用再多的笔墨都不够,比如儿科医疗中心的保罗·维纳及其同事斯普·林谷医生一直都是我十分敬佩的儿科医生。在斯普林维雷儿科诊所工作的卡洛琳·凡·雷克提供了有关昂医生的许多重要细节。我从儿科医生约翰·罗赛医生那里学到了许多儿科医学知识,他是一位营地医生,我们在海鸥营地共度了一段时光。还有许多儿科医生的才华和他们对儿童健康的奉献让我叹为观止。这些年来,我一直想把这本书奉献给这些临床一线的儿科医疗服务提供者。

我希望这本书可以引发全美范围的广泛讨论——关于我们医院正在做的这些令人惊喜的发现和创新。疗愈儿童是我们疗愈这个社会的第一步,我感谢所有的儿童疗愈者,他们用毕生的工作激励了我,用榜样说服了我。医学不仅仅是一项工作,更是一种使命,一份神圣的责任。

# ▶▶▶让你的孩子得到最好医疗
# 照顾的八种方法

多年来，我一直在给父母们提供建议，告诉他们如何为孩子寻找合适的医生和医疗照护。基本原则就是，让专业的人做专业的事，选择更专业的儿科专家和医疗设施，孩子的就医体验和治疗结果会更好。除此之外，无论你的孩子是健康或患病，你都可以借鉴以下几种具体的方法让他们得到更好的医疗照护。

## 1. 询问你孩子医生的几个重要问题

(1) 问儿科医生的问题：

每次带孩子来看病是同一位医生和护士接诊吗？你们这儿与距离最近的儿童专科医院有哪些医疗合作？如果遇上急诊情况，你会帮忙推荐并联系专科医生吗？如果我的孩子住院了，我可以向你电话咨询吗？我可以让孩子的外科医生与你联系吗？如果孩子半夜遇上急诊情况，你这里能提供医疗服务吗？

(2)问专科医生的问题：

你只接诊儿科患者吗？你接受过儿科的专科培训和专业委员会认证吗？

因为对于某些专科疾病，如脑震荡、骨折、牙科和心理健康，你需要绝对确定接诊医生是一位儿科专家。

(3)问外科手术医疗机构的问题：

是由儿科麻醉师对孩子进行麻醉吗？该机构是否有专门的儿科护理团队？机构内有儿童医疗辅导服务吗？

## 2. 为你的孩子制订急诊治疗计划

儿童时期发生意外受伤事件是相当常见的，如运动伤害、脑震荡、骨折及严重创伤等。处理紧急情况的最佳治疗场所不一定是离你家最近的医院，你需要找一家离你最近的儿科医疗机构，并且了解该机构所能提供的服务。你需要考虑以下问题：该医院是治疗儿科创伤的定点医院吗？该医院是否有 24 小时随时待命的儿科急诊医生？是否有随叫随到的儿科专家？选择附近能提供最佳儿科医疗服务的医院，你确定知晓如何快速地从家里、学校、体育场所及其他你孩子经常出入的地方到达该医院，制定好路线图，并告知你孩子的看护人员、监护人或保姆。

## 3. 了解你的医疗保险是否覆盖儿科医疗服务

你的医疗保险是否覆盖了儿科医生的医疗服务？是否覆盖了儿科专家及心理行为健康方面的专家？保险网点的

医院中是否有儿童专科医院？离你最近的儿科中心或儿童专科医院是否提供救护车服务？这些问题至关重要，你在选择医疗保险前需要了解清楚，也可以评估一下你现有的医疗保险。

### 4. 预先参观离你家最近的儿童专科医院

通常，除非孩子生病了，父母平时都不太会踏足儿童专科医院。处理眼前发生的健康问题看起来会比去熟悉最终能挽救孩子生命的人和地方更重要。许多儿童专科医院能接待一般的参观，你应该在孩子健康的时候就去参观一次医院。在那里，你可以见到护士、导医、家庭代言人和儿童医疗辅导专家，这些人是当你孩子生病或受伤时特别想认识的。您也可以事先浏览医院网站，了解有哪些可用资源，查找医院的评级和认证等情况。

### 5. 制订专门的新生儿医疗计划

准妈妈和准爸爸们通常会从各个方面计划孩子出生和回家的事宜，但他们忽略了孩子进入新生儿重症监护室的可能性。事实上，有1/8的新生儿至少需要在新生儿重症监护室度过一个晚上。如果你们即将迎来新生命，你们需要和你的产科医生和儿科医生谈谈母婴专科医生的转诊选择。Ⅳ级新生儿重症监护室能为患病新生儿提供最先进的医疗护理，并可在第一时间提供新生儿专家诊治。确定你孩子分娩的医院能提供什么级别的新生儿重症监护室，并询问你的医疗机构和保险公司："万一发生并发症，有哪些高级别的新生儿重症监护室可供选择?"提前了解新生儿重症监护室是否配有小儿外科医生、麻醉师和放射科医生。没有父母会想到自己孩子一出生就可能遇到危重情况,但未雨绸缪意味着你可以避免在紧急情况下做出仓促或不确定的决定。

### 6. 优先考虑孩子的心理健康

20%以上的孩子会在成长的某个阶段遇上心理问题,但父母通常在孩子出现初次症状平均 8 年后才会意识到或承认他们的孩子需要帮助,往往是在孩子出现危险状态才发现问题的存在。追踪并向儿科医生报告孩子令人担忧的行为变化,找到可及的心理和社会服务并加以利用,这些都是每个家长应该采取的重要步骤。所有儿童在发育和成长过程中都会遭受心理、社会和行为方面的压力,优先考虑心理健康不仅仅对这方面有特殊需求的孩子来说非常重要,而且对所有孩子来说都非常重要。

### 7. 积极成为你孩子医疗团队的一员

在顶级儿童专科医院,父母会被当作医疗团队中积极的一员并鼓励其投入更多。尽管医生是医学专家,但母亲、父亲或其他监护人可以为诊断和治疗提供重要的细节和结果观察,这对于婴儿、学步儿童和不能说话的儿童来说尤其重要,因为他们无法表达自己的感受。当你感觉到你的孩子出了问题但又无法确定是什么问题时,你可以记录下观察结果,并与儿科医生分享。你也可以告诉医生关于孩子对医疗护理的建设性反馈。大多数儿童专科医院通过标准化的调查表收集家长的反馈。每个患者的正面或负面故事传到合适的人手里就会帮助激起整个医疗机构的改变。

### 8. 收藏以下几个重要的网络资源

如何找到附近的儿童专科医院：

Children's Hospital Association：www. childrenshospitals. org.

了解更多关于儿科医生和儿科专家的信息：

American Academy of Pediatrics：www. healthychildren. org.

了解更多关于小儿外科的信息：

American Pediatric Surgery Association：www. eapsa. org.

了解更多关于预防儿童外伤的知识：

Safe Kids Worldwide：www. safekids. org.

查找医院评级及医疗认证：

医院安全评级：

Leapfrog：www. leapfrog group. org.

医院质量评级及结果：

Joint Commission：www. jointcommission. org.

卓越护理评级：

Magnet Status：www nursecredentialing. org.

最佳儿童专科医院排行榜：

US News & World Report：health. usnews. com/best

hospitals/pediatric－rankings.

定点初级医疗,以患者为中心的医疗之家:

NCQA (National Committee for Quality Assurance):

www. ncqa. org.